# HISTOIRE

DU

# CHOLÉRA - MORBUS

QUI A RÉGNÉ ÉPIDÉMIQUEMENT

# A ORAN.

A METZ, DE L'IMPRIMERIE DE VERRONNAIS.

# HISTOIRE

DU

# CHOLÉRA-MORBUS

QUI A RÉGNÉ ÉPIDÉMIQUEMENT

## A ORAN

(AFRIQUE)

PENDANT LES MOIS D'OCTOBRE, DE NOVEMBRE 1834, ET DE JANVIER 1835,

### Par P. VIGNES, de Castelfranc,

DOCTEUR EN MÉDECINE DE LA FACULTÉ DE PARIS, MÉDECIN ORDINAIRE EN CHEF DE L'HÔPITAL MILITAIRE DE LA MÊME VILLE, NOMMÉ DEPUIS, EN LA MÊME QUALITÉ, A L'HÔPITAL MILITAIRE DE PHALSBOURG, CHEVALIER DE L'ORDRE ROYAL DE LA LÉGION-D'HONNEUR, ETC.

*Terruit urbes, terruit gentes !*

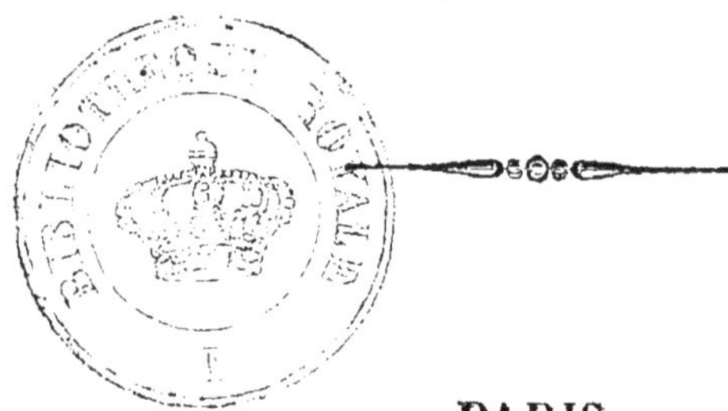

**PARIS,**

BAILLIÈRE, LIBRAIRE, RUE DE L'ÉCOLE DE MÉDECINE, N° 13.

**METZ,**

VERRONNAIS, IMPRIMEUR-LIBRAIRE ET LITHOGRAPHE,
RUE DES JARDINS, N° 14.

1836.

# PRÉFACE.

Le Choléra épidémique, dit *indien*, est un fléau des plus redoutables, qui a jeté l'épouvante partout où il s'est déclaré. Un grand nombre de médecins distingués se sont empressés de faire connaître les résultats de leurs observations sur cette épidémie meurtrière, qui peut être regardée comme nouvelle en Europe, et en Afrique *où je l'ai traitée le premier*. Mais, malgré le grand nombre de brochures qu'on a fait paraître sur cette matière, on ne s'est pas généralement empressé de s'en procurer, afin de se mettre au courant de ce que les auteurs pouvaient apprendre.

Aussi, ceux qui sont restés dans cette négligence ont-ils eu des résultats différents des autres, qui savent que rien n'est à négliger pour se perfectionner dans la science vaste et difficile de la médecine. Mais tous, surpris en quelque sorte par l'apparition plus ou moins brusque de la nouvelle maladie, lui ont opposé un traitement que l'idée qu'ils s'en formèrent au milieu de ses symptômes hideux, et de la promptitude avec laquelle succombait la majeure partie de ceux qui en étaient attaqués, leur avait suggéré. De là, des méthodes différentes et plus ou moins incertaines de traitement, si l'on en excepte un petit nombre, et notamment celle de l'illustre auteur de la *Médecine physiologique :* base de traitement qui fut aussi efficace qu'il était peut-être possible de l'espérer dans ce cas si grave; mais la méthode de ce professeur ne fut guère connue, ses élèves exceptés et quelques médecins qui suivaient ses cliniques, que vers la fin du Choléra de Paris. Malgré les nombreux succès, surtout au déclin de l'épidémie, sa base de traitement trouva de nombreux désapprobateurs, poussés peut-être plutôt par l'envie que par l'amour et l'intérêt de l'humanité et de la science. Ce médecin en chef du Val-de-Grâce de Paris (1) fit deux leçons remarquables sur le Choléra, après l'avoir observé pendant plusieurs semaines; je n'eus l'avantage de les connaître en Afrique qu'après avoir traité le Choléra d'*Oran*. Mais ayant préalablement réfléchi sur les moyens que je mettrais en usage, si j'étais à même de traiter cette affreuse maladie, je m'étais arrêté à la base de traitement qu'on verra plus loin, et que je ne changeai point, l'ayant vue réussir : cette base est la même en grande partie que celle du professeur précité. Les résultats que j'en obtins furent assez avantageux aussi; ils sont consignés dans un tableau qui termine cet ouvrage.

Avant mon départ d'Oran, pour venir occuper le nouveau poste auquel M. le Ministre de la guerre m'avait nommé, j'avais projeté de publier ce travail, pensant que je pourrais être de quelque utilité à ceux qui n'avaient pas encore traité cette épidémie, ou qui n'auraient pas suivi un mode de traitement heureux; mais ayant préalablement voulu consulter quelques libraires, à *Toulon*, *Marseille*, *Montpellier* et *Paris*, tous me répondirent qu'on n'avait jamais moins acheté d'ouvrages que sur le Choléra; que les médecins ne vou-

---

(1) Aujourd'hui membre inspecteur du conseil de santé des armées de terre.

laient même pas en entendre parler, sous prétexte qu'on n'avait pas encore trouvé le véritable moyen de le guérir. Singulier raisonnement! car, a-t-on un spécifique pour chacune de nos maladies? Ils savent bien le contraire. Mais on a des méthodes de traitement plus ou moins bonnes, et qu'on perfectionne par l'étude et des recherches dont les hommes laborieux et amis de la science s'occupent sans cesse; et c'est ainsi que ceux-ci obtiennent souvent des avantages sur les autres : car, sans avoir un spécifique assuré pour chaque maladie, on guérit presque toutes les espèces qui nous affligent.

Ainsi, ceux-là qui négligent de s'instruire sur la maladie la plus effrayante qui puisse attaquer l'espèce humaine, ne sont pas excusables, il nous semble, de s'appuyer sur la plus triste des raisons; ils devraient savoir qu'il n'y a peut-être pas d'ouvrage sur cette matière, comme sur toutes les autres, qui n'apprenne quelque chose d'utile, et que les études des médecins ne finissent jamais : *Ars longa, vita brevis.* (HIPP.)

Quoi qu'il en soit, le Choléra reparaissant dans quelques villes d'*Italie*, et pouvant croire qu'il rétrogradera vers les pays où il a déjà exercé ses ravages, je me décide à publier cette histoire du Choléra d'*Oran*. Au reste, je m'y trouve encouragé par la lettre ci-après, qui me prouve que mon travail a reçu les suffrages de MM. les Membres du Conseil de Santé des armées de terre. La voici :

MISTÈRE de GUERRE.

*A Monsieur Vignes, Médecin en chef de l'Hôpital militaire d'Oran,*

« Monsieur,

« Messieurs les Inspecteurs me chargent de vous remercier de « l'envoi de votre Mémoire sur le Choléra-Morbus d'Oran. Ils ont

« accueilli avec beaucoup d'intérêt ce travail qui témoigne de votre zèle
« et de votre pratique éclairée. Il sera transmis à M. le Rédacteur des
« Mémoires de Médecine militaire pour être inséré dans ce recueil.

« Recevez, Monsieur, l'assurance des sentiments les plus distingués
« de votre dévoué serviteur. GERFAUX, *Secrét. du Conseil de santé.* »

Cette insertion n'a pas eu lieu dans le recueil précité : est-ce qu'il faut, dans ce cas aussi, des protections très-élevées pour obtenir cette publication jugée utile par le Conseil de santé? Qu'il en soit ainsi ou non, par ma publication, je dispense M. le Rédacteur des Mémoires de Médecine militaire d'une insertion trop tardive qu'il pourrait avoir l'intention d'exécuter.

La base de traitement que je suivis à Oran pour le Choléra, je m'y attends, ne sera pas prisée par un certain nombre de gens de l'art, parce qu'elle ne leur appartient pas, ou parce que l'inexpérience leur ferait craindre de l'adopter, ou parce qu'ils la rapporteront à un système exclusif qu'ils pourraient me supposer, et que je n'ai point.

Mais les faits sont là, et ils méritent, je crois, quelque attention de la part des praticiens qui cherchent les moyens d'être utiles, et non des systèmes qui les flattent.

Pendant que je contemplais les symptômes du Choléra au milieu de plusieurs salles remplies de militaires qui en étaient atteints, je cherchais à me rendre compte, ou mieux à découvrir la véritable cause qui donnait lieu à des phénomènes aussi violents et aussi hideux. Je ne balançai pas à les assimiler à une sorte d'empoisonnement plus ou moins actif, qui devait consister en des myriades d'insectes invisibles à l'œil nu, ou à tout autre principe délétère répandu dans l'air atmosphérique, engendré, peut-être, par quelque influence astrale.

Mon opinion semble être entièrement confirmée par des faits observés en Europe et en Egypte, qui sont venus à ma connaissance depuis mon retour en France, et que j'ai eu soin de consigner plus bas (1). Ainsi, nous avons l'espoir que la cause du Choléra est non seulement connue, mais encore le préservatif, et aussi, sinon le remède spécifique, du moins un puissant auxiliaire pour le combattre quand il est déclaré. Si je me trouvais encore dans le cas de combattre cette maladie, je n'hésiterais pas à mettre en usage le moyen qui est, je n'en doute pas, efficace, sans négliger les autres moyens dont j'ai retiré des avantages, et avec d'autant plus d'empressement, qu'il ne ferait courir aucun risque aux malades, qu'il est facile à se le procurer et peu dispendieux.

Cependant, quand même la véritable cause et le spécifique du Choléra seraient trouvés, il ne faudrait pas en conclure que l'on pourrait guérir tous les individus qui en seraient attaqués, parce que souvent une atteinte trop violente frappe de mort certains organes: désordre auquel il est impossible de remédier, ou parce que des individus auraient, indépendamment de la nouvelle maladie, des altérations organiques chroniques, ou qui seraient tellement saisis par la crainte du Choléra, ou en proie à d'autres affections physiques ou morales, qu'ils ne présenteraient plus des

---

(1) Car j'ai laissé le corps de cette histoire tel que je l'écrivis vers la fin du Choléra à *Oran*, lorsque j'avais encore la mémoire excitée par le tableau qui venait de passer sous mes yeux.

ressources suffisantes à l'art. Mais tous ceux qui se trouveraient dans des conditions opposées, et qui seraient secourus à temps, car il est de la plus haute importance d'arrêter le mal dès son début : une heure de retard peut décider du sort d'un cholérique, pourraient espérer une guérison complète.

Voici l'ordre de la distribution des matières qui composent ce travail : 1.° Exposition sommaire de la topographie de la ville et des environs d'Oran; 2.° de la Salubrité de cette ville; 3.° de la météorologie du climat; 4.° de la Marche générale du Choléra indien en Europe ; 5.° Invasion et marche du Choléra à Oran ; 6.° Autopsies des deux premiers cholériques d'Oran ; 7.° courte Suspension des cas de Choléra dans la même ville ; 8.° Traitement des premiers cholériques; 9.° Reprise de la marche du Choléra ; 10.° Étiologie du Choléra; 11.° Pathologie végétale, ou Action de l'air cholérique sur les plantes (article ajouté); 12.° Quels sont les individus que le Choléra attaque les premiers; 13.° Y a-t-il plusieurs espèces de Choléra? 14.° Symptômes du Choléra - Morbus ; 15.° Premier degré des symptômes ; 16.° Deuxième degré des symptômes du Choléra-Morbus ; 17.° Troisième degré des symptômes du Choléra ; 18.° Terminaison du Choléra – Morbus ; 19.° Pronostic sur le Choléra ; 20.° Traitement général du Choléra ; 21.° Convalescence des cholériques ; 22.° Régime des convalescents ; 23.° Autopsies cadavériques ; 24.° État des cholériques, ou Totaux des cholériques entrés à l'hôpital militaire, ou décédés, ou sortis guéris : ces derniers dépassent la moitié du total de ceux qui furent atteints de cette épidémie exotique.

# HISTOIRE

## DU

## CHOLÉRA-MORBUS

QUI A RÉGNÉ ÉPIDÉMIQUEMENT

## A ORAN

(AFRIQUE)

PENDANT LES MOIS D'OCTOBRE, DE NOVEMBRE 1834, ET DE JANVIER 1835.

---

### TOPOGRAPHIE DE LA VILLE D'ORAN ET DE SES ENVIRONS (1).

Oran, espèce de grand village masqué en ville, se trouve à 50 lieues environ à l'ouest d'Alger. Long. occid. : 2 23, lat. : 34 44 sur la mer, au nord-est de la province de *Tlemcen*, à 20 lieues de *Mascara*, ville dans l'intérieur des terres. Oran est en face de Carthagène, ville d'Espagne. Oran n'offre point un bon port, comme il est dit dans le *Dictionnaire* de *Vosgien* (géographie). Les petites barques peuvent seules y aborder, au bas d'un rocher très-élevé et coupé à pic ; elles n'y sont pas en sûreté pendant que les vents du nord-nord-ouest et de l'est règnent. Le port dont veut sans doute parler Vosgien est à deux lieues à l'ouest d'Oran, sous un fort nommé *Mers-el-Kebir*, et

---

(1) Pour pouvoir bien apprécier les maladies épidémiques qui règnent dans une contrée, nous pensons qu'il est utile de donner une idée sommaire de sa topographie.

non *Marsalquibir*. Ce fort est gardé par une garnison d'environ mille hommes ; il y a aussi quelques centaines de militaires condamnés aux travaux publics.

La ville d'Oran est partagée par un grand ravin , où coule un gros filet d'eau qui sourde à un quart de lieue de la ville ; sa direction est du sud-ouest au nord-ouest , où il se jette dans la mer. Ses eaux vives sont utilisées à l'irrigation des jardins qui le bordent de chaque côté. Ces jardins sont tous irréguliers , et coupés en amphithéâtre sur les pentes des côtés du ravin et par les accidents multipliés du terrain. Ils sont ombragés par d'énormes figuiers , des haies touffues et élevées de grenadiers , de poiriers , pommiers , abricotiers , pêchers , pruniers , dont les fruits , presque dans l'état sauvage , sont inférieurs en qualité à ceux de nos contrées d'Europe. On y voit aussi des groupes de *cactus* ou figuiers de *Barbarie ,* quelques treilles de vigne d'une grosseur et d'une étendue considérable , des citronniers et des orangers. On y laisse croître aussi beaucoup de broussailles et des roseaux ordinaires , etc. , qui servent à soutenir les terrasses des humbles maisons en usage dans le pays. Le sol de ces jardins est d'une terre végétale noirâtre , profonde, facile à cultiver, et d'une fertilité incroyable (1). On voit le long des petits ravins qui viennent y aboutir de la côte de l'ouest, des plantes propres au pays , notamment la *belle acanthe ,* d'un vert foncé riche , à feuilles extraordinairement larges , et dont on prend le dessin pour certaines broderies d'uniforme. Cachés sous les feuillages des arbres , de nombreux oiseaux y font entendre leurs chants , notamment le tendre et

----

(1) Il est vrai aussi que la culture faite par des Espagnols , quelques Maures , et même des juifs, les seuls que nous ayons vus cultiver la terre , excités par le bénéfice , contribuent à entretenir la fertilité naturelle de ces jardins, dont les produits en légumes verts suffisent presque à la consommation de la ville.

mélodieux rossignol, pendant le printemps et l'été, qui charment le promeneur sentimental : chants qui se mêlent agréablement au doux murmure des eaux qui serpentent dans le lit du ruisseau, parsemé de pierres de toutes les grandeurs, et détachées.

Ce lieu est la seule promenade d'Oran ; les embellissements qu'on y fera sans doute par la suite en feront un endroit où l'on ira se distraire, à l'ombre des arbres fruitiers qui l'ornent déjà, et au milieu de la fraîcheur que les eaux de source du ruisseau y répandent, et qu'on trouve d'autant plus agréables que l'atmosphère est souvent comme embrasée en été, et que les parfums des fleurs, que les indigènes cultivent avec soin, viennent en augmenter les délices.

La ville est divisée en quatre parties, dont trois sont à la rive gauche à l'ouest du ravin, et la quatrième à l'est et un peu au loin de ce dernier. La première des trois est sur le bord de la mer, au-dessus du port ou débarcadère, dont il a été question, nommé quartier de la marine, où est aussi le bureau de la douane. Comme le reste de la ville, ce quartier était en partie en ruines lorsque les Fançais en prirent possession, et mal bâti ; mais actuellement les commerçants en ayant acheté une grande partie des maisons, les réparent et y en bâtissent de nouvelles, dont quelques-unes à l'européenne, c'est-à-dire avec des toitures en tuiles, ce qui les rend plus coûteuses, mais de plus longue durée, et à l'abri des eaux de pluie qui se font bientôt passage par les crevasses des terrasses en usage dans les pays orientaux.

Ce quartier est humide, à cause de son voisinage de la mer qui en baigne le bas, et de l'adossement des maisons à la pente du terrain qui s'élève en amphithéâtre dans presque toute son étendue ; aussi ce quartier est-il le moins salubre d'Oran : le Choléra y prit naissance, et y fit plus de victimes qu'ailleurs.

Cette espèce de bourgade est partagée par une rue qui, au sortir des maisons, n'est plus qu'un chemin, où les voitures peuvent facilement circuler, bien qu'il ne soit ni pavé, ni entretenu.

A une portée et demie de balle du port, à la droite de cette voie, on voit une petite place, allongée du nord-ouest au sud-est, nommée place d'*Orléans;* elle forme une espèce de chaussée d'environ un mètre d'élévation au-dessus du chemin.

A son extrémité sud-est, est le second quartier de la ville, formé d'un groupe de maisons bâties sur le penchant nord, et presque au bas d'une côte très-rapide à son sommet. Ce quartier, en raison de son adossement à la pente de la côte, d'un terrain gras, facile à pénétrer par les pluies, et n'étant ventilé que par les vents de mer, offre les mêmes inconvénients que le quartier de la marine; on y compta aussi un certain nombre de cholériques et de victimes de cette maladie.

En reprenant la route dont il vient d'être question, on la voit monter tortueusement en pente assez raide, en obliquant à gauche, jusqu'à une petite portée de balle de la place d'Orléans; à cette distance se trouve le coin et le commencement du rempart de l'ancien noyau de la ville. Elle se continue sur une surface plane entre ce rempart et le ravin pendant l'espace d'une nouvelle portée de balle. A sa gauche et le long de la pente du chemin, le terrain est très-accidenté, coupé presque perpendiculairement, au bas duquel est la mer qui s'avance en forme d'anse, où elle est arrêtée par un quai construit anciennement par les Espagnols. On y voit ensuite une immense maison carrée qui sert de magasin pour la garnison, la manutention, et non loin de là est un beau moulin à l'embouchure du ravin avec la mer, récemment construit, servi par l'eau de cë ruisseau ; puis les fondations nouvellement jetées pour un abattoir à l'usage de la troupe et de la ville. Depuis ce point jusqu'à celui où nous venons de voir la terminaison de la portion plane de la route, le bord du ravin qui longe cette route est extrêmement escarpé et profond, sur les bords duquel croissent de nombreux *cactus*. A cette extrémité de la route, et toujours au-dessous du rempart, est un espace carré, nommé place *Kléber* ; à gauche est un pont sur le ravin, où commence la rue *Louis-Philippe*. Du même côté de la place est la nouvelle caserne de la gendarmerie, devant laquelle se tient le marché journalier. A la droite de la place, on voit deux voûtes pratiquées dans le rempart, qui servent de portes, et conduisent à la portion de la ville dont il sera bientôt question. A l'ex-trémité sud de cette petite place se continue la route, en montant légèrement, et en obliquant à droite sous le rempart. A l'extrémité, ou plutôt à l'interruption de celui-ci, et au-dessus, est l'hôpital militaire provisoire. Là, la route se divise de nouveau. La division de droite est une nouvelle petite place, de forme allongée, du coin du rempart vers le sud, où commence une rue qui conduit en serpentant, en montant et en tournant un peu à droite, à l'ancienne *Cas-Bach*.

A l'extrémité du rempart et de l'hôpital militaire, elle se continue vers le sud-est, entre les jardins de la rive gauche du ravin, la petite place dont il vient d'être fait mention, et la rue qui en est la continuation. Le côté droit de l'une et de l'autre est élevé de quelques mètres au-dessus de cette route, laquelle est bordée aussi, à sa droite, d'une longue rangée de baraques militaires, adossées au terrain de la petite place ci-dessus, où logeait le bataillon *polonais*.

Cette route se divise à l'extrémité sud de cette portion de la ville en deux. L'une prend à gauche, traverse le ravin sur un pont de pierre, et monte vers l'est en serpentant par une pente raide et rocailleuse, pour se terminer à la partie de la ville qui est à l'est du ravin. L'autre branche traverse trois portes à peu de distance les unes des autres, et en assez mauvais état ; puis elle se continue le long des jardins, et sous la côte qui la domine à l'ouest, jusqu'au fond de ces jardins et du ravin, à un bon quart de lieue de la ville, et à une demi-lieue de sa longueur totale jusqu'à la mer.

La partie de la route qui longe les baraques militaires est large ; le sol en est d'une excellente terre végétale. Plantée d'une ou de deux rangées d'arbres de chaque côté, elle formerait par la suite une belle promenade, dont la situation, dominant une longue étendue de jardins de l'une et l'autre rive du ravin, permettrait à la vue des promeneurs de se reposer agréablement sur la verdure continuelle des plantes qui les ornent.

La troisième partie de la ville est située au-dessus et à l'ouest du rempart et de la route qui vient d'être décrite : c'est *l'ancienne ville*, fortifiée par les Espagnols. A l'est et à l'ouest, elle est ceinte d'un mur propre seulement à arrêter les *Arabes*, qui ont un système de guerre peu avancé. Cette partie de la ville est sur la pente rapide de la côte très-élevée qu'on remarque de ce côté. Au nord-ouest, la pente en est plus douce, et offre une petite étendue en plan presque horizontal ; toute cette étendue est de forme irrégulièrement allongée du nord-ouest au sud-est. La majeure partie de ce quartier de la ville, par cette disposition de terrain, est bâtie en amphithéâtre, et les maisons, excepté celles du terrain plus horizontal du côté du nord-ouest, adossées au terrain de la côte, sont en général humides, et par conséquent pas bien saines, surtout pendant la grande chaleur, qui excite la sueur ou une abondante transpiration.

A l'extrémité nord-ouest a été bâtie récemment une *église chrétienne*, assez près d'une pente presque perpendiculaire, au-dessus du coin du rempart et de la route qui vient de la marine, à près de trois cents mètres au-dessus du niveau de la mer. Ce point de vue est beau, et se perd sur cette vaste plaine liquide. Un peu à l'est de cette église, est un ancien et vaste édifice, tombant en ruines, soit par son abandon, soit par les divers tremblements de terre qui ont désolé la ville d'Oran : on le nomme *Colysée*. Je n'ai pas pu savoir quelle était son ancienne destination. Le génie y a tiré un plan pour la construction d'un nouvel *hôpital* militaire ; il sera dans la plus belle exposition d'Oran, et bien aéré. On a eu de la peine à obtenir qu'il fût construit dans cet emplacement. Il recevra de l'eau en abondance d'un aqueduc qui vient du haut de cette portion de la ville, au-delà de laquelle il a sa source. Je me réjouis, pour le bien de l'humanité, d'avoir contribué, par mes rapports faits avec mes collègues de l'hôpital, à la décision définitive qui en a été prise dans ce but d'utilité urgente.

Au sud et près du mur d'enceinte, est l'ancienne *Cas-Bach*, où résidait le *Bey d'Oran :* c'est un immense bâtiment irrégulier, sans plan appréciable ; il était tombé aussi en ruines lorsque les Français entrèrent dans cette ville. Le génie y a fait de grandes réparations pour des casernes qui pourront contenir plus de trois mille hommes.

Le reste de cette partie d'Oran est mal bâti, et presque entièrement abandonné par les propriétaires indigènes, tombant également en grande partie en ruines, soit par l'effet de cet abandon, soit par la pauvreté des propriétaires, qui ne peuvent pas faire les dépenses nécessaires pour les relever, soit par les suites des anciens tremblements de terre, dont il a été déjà parlé, soit enfin, et particulièrement, par le génie destructeur que les Français apportent dans toutes leurs conquêtes, tant que dure la passion du moment, de vaincre et de tout faire fléchir ou abattre. En effet, entrés dans Oran, ne trouvant pas de bois en magasin, les soldats, etc., démolissaient ces bicoques pour en avoir le bois, à l'effet d'en préparer leurs aliments.

*Quatrième quartier d'Oran.* Cette partie de la ville est située à l'est des autres et du ravin, dont elle est séparée par les jardins qui sont à sa rive droite, et quelques accidents de terrain, très-escarpés dans plusieurs points. On y arrive par la rue nommée *Louis – Philippe*, qui part de la place *Kléber*, dont il a été déjà parlé, et d'un pont en pierre non loin de là, construit sur le ravin. Cette rue est large et très-longue ; elle monte en serpentant vers l'est jusqu'à la moitié de son étendue, où elle forme un coude devant la maison de la mairie et du tribunal civil, pour se diriger vers le sud-sud-est, et se terminer à l'entrée d'une assez grande plate-forme, nommée place *Napoléon.* Cette rue, excepté à son origine, près du ravin, est presque entièrement bâtie. Mais une foule de maisons étant petites et fort mal construites, comme la plupart de celles du pays, sont achetées et rebâties par les Européens, dont quelques-unes à l'européenne ; d'autres reçoivent une forme semi-mauresque et semi-française. On ne devrait approuver d'autre forme que celle en usage en Europe, à cause des inconvénients déjà signalés : l'infiltration des eaux de pluie à travers les terrasses. Toutes ces maisons sont disposées pour le commerce de détail, où il se trouvera presque entièrement concentré, à cause de sa situation qui sert de communication entre tous les quartiers d'Oran.

Le reste de ce quatrième quartier est situé au-dessus du coteau du ravin, sur un terrain horizontal, formant quelques inégalités. Il est assez vaste ; il est de forme allongée, du nord-ouest au sud-est ; il est généralement garni de maisons à la mauresque, pas belles par conséquent ; mais les Européens en rebâtissent un grand nombre, et en grande partie à l'européenne, dont quelques-unes à plusieurs étages, commodes et d'une belle apparence.

La place *Napoléon*, où se termine la rue *Louis-Philippe*, est un carré allongé du nord-ouest au sud-est, et se trouve à peu près au tiers nord-ouest de cette partie d'Oran. A l'extrémité du point nord-ouest est la nouvelle *Cas-Bach*, où résidait le Bey d'Oran avant l'entrée des Français. Cette maison est près de la fin du sol qui tombe presque perpendiculairement sur le bord de la mer ; son élévation, ainsi que tout le reste de cette portion de la ville, est à quelques centaines de mètres au-dessus du niveau de la mer. Sa situation est belle ; elle fait le parallèle de l'église qui est à l'opposé. La vue se perd sur l'horizon de la Méditerranée, et du côté de l'est, elle s'étend sur une vaste plaine, et plus loin sur les monticules qui forment les premiers gradins qui conduisent au *grand Atlas* ; on voit également très-distinctement une grande étendue de la chaîne de cette montagne célèbre.

La *Cas-Bach* est une vaste maison qui n'offre, du reste, rien de régulier, ni aucune belle œuvre des arts. Relativement à son étendue, elle n'offre pas beaucoup de logement, parce que, dans une partie, elle n'a qu'un rez-de-chaussée, et un premier étage dans l'autre. Le général commandant la division d'Oran, ses aides-de-camp, le directeur de la poste, et en même temps payeur de la garnison, l'habitent.

Du côté de l'ouest, elle est fortifiée par une espèce de rempart dont l'élévation est considérable, en raison de l'abaissement du sol sur lequel sa base est appuyée. Dans le reste de son pourtour, la Cas-Bach est fortifiée par un mur de moindre force, et par des accidents de terrain qui forment presque partout des précipices. On entre dans la vaste enceinte de la Cas - Bach, du côté de la muraille ou rempart de l'ouest, par une porte qui ne déparerait pas une de nos places fortes.

Le reste de ce quatrième quartier d'Oran se trouve au sud-sud-est de la place *Napoléon*, dont il vient d'être question. La rue principale, qui commence au sud de la place, se nomme aussi rue *Napoléon*. Elle traverse la dernière portion de ce quartier dans la même direction, du nord-ouest au sud-sud-ouest; elle est très-longue; elle se termine à l'entrée de la plaine dont il sera bientôt question. Du côté de l'est et du sud, une autre rue et le rempart lui sont parallèles. Du côté de l'ouest, trois autres rues, presque de la même longueur, ont la même direction; elles sont presque entièrement garnies de maisons mauresques, petites, mal bâties, laides, etc.; plusieurs offrent un premier étage. Cette portion étant déjà loin des lieux les plus fréquentés et du centre des affaires, ne subira sans doute pas de sitôt les mêmes changements que les autres, à l'exception de la partie qui se rapproche le plus de la place *Napoléon*, où déjà quelques belles maisons s'élèvent.

*Fortifications de ce quatrième quartier d'Oran.* Du côté de l'ouest, il n'offre aucun travail de l'art, puisqu'il se trouve dans l'enceinte des autres quartiers de la ville; mais la pente du terrain qui le sépare du ravin est rapide et profonde, excepté vers sa partie de l'ouest, par où passe la rue *Louis - Philippe*, où le sol offre une pente plus douce et moins accidentée, si on en excepte la portion de terrain près de la mer, qui devient aussi difficile à gravir que les autres points.

Le côté de l'est est fortifié par un bon rempart, qui est l'œuvre des Européens, et par certaines portions de terrain très-accidenté, notamment vers l'extrémité nord, où l'on voit un court ravin très-profond, et où le roc est à découvert dans plusieurs points ; tandis que dans d'autres on voit de charmants jardins coupés en amphithéâtre, ombragés par d'énormes figuiers et quelques autres arbres, arrosés par plusieurs sources abondantes qui sortent des flancs du ravin. Ces irrigations entretiennent la végétation des légumes variés que des Espagnols, quelques Maures et Juifs y cultivent, ce qui fait leur fortune ; ils y entretiennent aussi des fleurs, dont ils se parent la tête pour en respirer les odeurs suaves, *si prisées dans les pays orientaux*, et dont ils font une de leurs principales jouissances.

*De la salubrité, de l'intérieur de la ville.* La ville d'Oran se compose, comme on l'a vu, de quatre quartiers, dont l'agglomération des maisons de chacun leur donne l'aspect d'une petite ville distincte, car ils sont à une certaine distance les uns des autres. Cette disposition, loin, selon moi, d'en rendre le séjour ennuyeux, lui donne au contraire une sorte d'agrément par la distraction que procurent les sites et les objets qui les séparent ; mais il y a loin encore de ces embellissements que l'on admire dans nos villes de France.

A Oran, les rues, ni aucune autre voie publique, ne sont pavées. Jusqu'ici, le temps et les fonds ont manqué à l'autorité locale pour faire ces réparations utiles et agréables. Ces voies sont au contraire remplies de pierres et d'autres objets propres à rendre la marche difficile et dangereuse. Les eaux pluviales qui tombent par torrents en hiver les dégradent dans leur pente, notamment la rue *Louis-Philippe*, dont la descente est raide dans presque toute son étendue. Des débris de végétaux et de petits animaux, tels que rats, chats et chiens, qu'on y détruit chaque jour, se trouvent répandus çà et là, d'où s'exhalent nécessairement des miasmes qui résultent de leur décomposition, ainsi que de celle des végétaux, et qui est d'autant plus active que l'atmosphère y est très-chaude. Cependant les vents du nord-ouest ayant un facile accès dans la ville, par l'embouchure du ravin avec la mer, et le reste de la ville étant élevé, viennent en corriger les effets en les balayant au loin. Du reste, aucun marécage ne se rencontrant dans la ville ni dans ses environs, on n'y voit point régner, comme à *Bone*, *Bougie* et à *Alger*, des épidémies de typhus, ni des fièvres intermittentes pernicieuses ; elles ne s'y montrent que sporadiquement ; mais en échange, on y observe une foule d'affections inflammatoires des voies digestives et de l'encéphale, qui ont presque un caractère épidémique au printemps et en été.

*Des environs de la ville d'Oran.* Le côté de l'ouest, à partir de la côte qui est au-delà de cette troisième partie de la ville, s'élève plus ou moins rapidement, selon les points où on l'examine, pour se terminer en haute montagne. Celle-ci offre deux points culminants vers son milieu, et sur l'un desquels fut construit anciennement un fort, qui de loin offre une certaine ressemblance avec un nid d'*aiglons*, lequel commence à tomber en ruines. On le voit souvent entouré d'une couronne de brouillards, même pendant l'extrême chaleur ; mais ces vapeurs aqueuses, qui paraissent s'élever de la mer, ne le cachent pas long-temps lorsqu'elles s'y arrêtent pour s'y condenser.

A partir de ce point, la montagne va en décroissant rapidement jusqu'à la mer, qui n'en est qu'à un demi-quart de lieue environ. Vers le milieu de cette pente est un autre fort, au bas duquel passe un sentier rocailleux qui établit la seule communication qui existe par terre entre Oran et le fort *Mers-el-Kebir*, dont il a été fait mention. Ce petit chemin offre dans une partie de son étendue une pente tellement rapide, qu'il serait impossible de trouver le moyen de s'arrêter avant de se précipiter dans la mer, si les personnes ou les animaux domestiques qui le parcourent se laissaient tomber. Au bas de ce second fort, et près du petit port débarcadère dont il a été déjà question, on voit une porte qui limite Oran, et à quelques pas plus loin, est un troisième petit fort sur un coude de rocher qui s'avance un peu dans la mer, lequel ne peut servir qu'à défendre le débarcadère.

De ce dernier fort, on peut admirer d'immenses travaux pour la construction d'une grande route, pour établir une communication prompte et commode entre le fort *Mers-el-Kebir* et Oran, qui est d'une extrême nécessité, parce que la mer étant fréquemment turgescente dans ces parages, ne permet pas toujours aux bateaux qui apportent les marchandises qu'on débarque au port de Mers-el-Kebir, ce qui gêne le commerce et les communications de toute espèce. Cette route, qui a été vigoureusement avancée sous le commandement de M. le général *Desmichels,* est taillée, dans une grande partie de son étendue dans le roc, qu'on fait sauter par la mine. On admire aussi une longue voûte que le génie a fait pratiquer dans l'un des rochers pour la continuation de la grande route. Dans cette partie de la montagne on voit partout la pierre à nu, entre les fentes de laquelle croissent des plantes aromatiques. Au-delà du fort, du point le plus élevé de la montagne déjà indiquée, cette dernière s'avance vers le sud-ouest en pente plus douce que le côté opposé, pour se terminer vers l'entrée de l'immense plaine qui commence au pied du rempart de la quatrième partie de la ville d'Oran. Le premier des forts bat la ville, la plaine et les autres points qui l'environnent. Celui du milieu de la pente la bat en partie, ainsi que la côte escarpée du côté de l'ouest et la mer.

*Plaine d'Oran.* A partir du rempart du sud-est de

la quatrième partie de la ville, est une immense plaine, inculte presque partout, triste, sans un arbre, couvérte de broussailles, parmi lesquelles abonde le palmier *nain*, dont les indigènes font des balais grossiers. Le sol n'en est généralement pas bien bon, cependant il y en a des portions assez considérables propres à la culture des céréales; l'eau y manque, mais il est probable qu'il ne faudrait pas creuser très-profondément pour en trouver. On y voit, à deux lieues d'Oran, un grand lac salé. Plantée d'oliviers, cette plaine serait susceptible d'un produit immense. Au loin on trouve des monticules, et bientôt des montagnes qui croissent en hauteur jusqu'au sommet de la chaîne du grand Atlas.

### MÉTÉOROLOGIE.

*Climat.* Le sol d'Oran étant très-élevé au-dessus du niveau de la mer, et accessible à tous les vents, d'un terrain pierreux sur le côté de l'ouest, et pierreux aussi en partie dans la plaine, et d'une terre légère ailleurs; les pluies n'y étant pas toujours abondantes dans leurs saisons, la température y est très-chaude : elle ne descend jamais au-dessous du 4.ᵐᵉ degré (R.) au-dessus de zéro; en hiver, durant le temps des pluies et des vents du nord et nord-ouest, elle est à 5 ou 6 degrés au-dessus du même terme. Les vents et les pluies cessant, elle est de 7 à 12 ou 15 degrés au-dessus de zéro; sa température moyenne est de 16 à 18 degrés. Pendant la saison chaude, elle s'élève de 19 à 28, et même à 30 degrés; elle se soutient pendant quelques mois entre le 23.ᵐᵉ et le 26.ᵐᵉ ou 27.ᵐᵉ degré. Pendant la canicule, elle reste en général entre le 26.ᵐᵉ et le 28.ᵐᵉ ou 29.ᵐᵉ degré (R.). Pendant cette époque brûlante et pénible à supporter, en raison de sa longue durée, cette température ne baisse que de deux degrés environ pendant la nuit : il n'y a alors presque pas de rosée, ce qui dépend de cette température élevée qui empêche la condensation du peu de vapeurs aqueuses que l'atmosphère peut enlever d'une terre et de plantes qui paraissent brûlées. Ces rosées sont au contraire très-abondantes durant le reste de la saison chaude ; elles mouillent même les vêtements de ceux qui y restent exposés pendant l'absence du soleil. Elles sont dangereuses, surtout pour les Européens, vêtus, en général, d'une manière *étriquée*, et d'étoffes légères durant la saison chaude. Au printemps et au commencement de l'été, elles occasionnent des ophtalmies, des angines, des bronchites et des gastrites ; en été, de violentes céphalalgies, des gastro-entérites, et en automne des épidémies de violentes *dysenteries*. Les indigènes au contraire, moins accoutumés aux douceurs de la vie que les premiers, vêtus toujours amplement avec des draps de laine, vivant du reste plus sobrement, ressentent peu les influences des changements de température. Nos Européens ne voulant ou ne pouvant pas comprendre, en général, qu'il faut se garantir avec plus de soin de la fraîcheur subite de l'atmosphère, ou simplement de son humidité, toujours plus impressionnante qu'en Europe, ne prennent presque aucune précaution pour s'en garantir. Ils sont encore, en général, bien moins raisonnables sous le rapport du régime : la plupart se *bourrent*, qu'on me passe le mot, de toutes sortes d'aliments, notamment de viande, et de boissons de toute nature ; aussi, notre armée passe-t-elle chaque année dans les hôpitaux, accablée par la violence des affections des organes dont il vient d'être question, et de fièvres cérébrales, depuis l'état le plus léger jusqu'au degré le plus élevé (1). Les indigènes vivent sobrement de

---

(1) Dans nos autres possessions du nord de l'Afrique, outre ces affections,

mets légers ; ils n'usent que de très-peu de viande, et ils ne s'en permettent que d'une espèce dans leurs repas ; l'eau et le café sont presque leurs uniques boissons. Aussi, ils traversent ordinairement la saison brûlante sans maladies, dans les constitutions ordinaires ; cependant les enfants ne résistent pas aussi bien : il en meurt un bon nombre.

L'été de l'année précédente (1833) ne fut pas aussi chaud que d'ordinaire ; l'air fut souvent rafraîchi par les brises de mer, qui ordinairement cessent durant la brûlante canicule. L'hiver qui le suivit (1833 à 1834) fut plutôt un printemps continuel qu'un hiver de ce pays-ci : il tomba très-peu de pluie ; la température fut presque toujours de 15 à 18 degrés (R.). Les fièvres intermittentes des types quotidien et tierce ne cessèrent pas de régner à Alger ; il y avait parmi elles beaucoup de rechutes, mais elles furent bénignes et faciles à guérir.

L'été de cette année (1834), qui a suivi une période de dix-huit mois de température presque constamment chaude, a surpassé les précédentes en élévation : *il était brûlant.* Le thermomètre de *Réaumur* est monté à 69 degrés au soleil, et il s'élevait encore, lorsque le verre se brisa en éclats (1).

Du reste, cette chaleur a été rendue souvent plus accablante par un vent nommé *Siroco* dans le pays, plus fréquent pendant cet été que d'ordinaire : il règne en août, et plus souvent en septembre. Sous son influence, l'horizon se couvre toujours de nuages grisâtres qui engendrent des orages, souvent sans pluie, excepté quand

on voit une foule de fièvres intermittentes, dont un assez grand nombre des degrés pernicieux.

(1) Un estimable négociant de cette ville, M. B. fit cette observation un jour, en exposant son thermomètre au soleil dans sa cour.

ce vent passe à l'ouest, ce qui n'a pas lieu fréquemment, mais alors la pluie est certaine (1).

Cette même année fut extraordinairement sèche ; la pluie fut extrêmement rare : le contraire a ordinairement lieu en hiver ; il en tomba, par de violents orages, à trois reprises différentes, assez rapprochées, pendant que le choléra était dans sa plus grande *fureur* ( mi-octobre ). Ces orages ag-

---

(1) Ce vent vient de l'intérieur de l'Afrique ; il traverse le désert sablonneux du *Sahara*, et pénètre jusqu'au midi de l'Europe, notamment en Espagne. Il est chaud comme la bouche d'un four quand le pain y a fait à moitié sa cuisson ; il rend malades ou pour le moins indispose presque tous ceux qui s'y trouvent exposés. Les indigènes se tiennent enfermés pendant qu'il souffle ; il se prolonge pendant dix à douze heures ordinairement chaque fois, mais il peut durer moins, et parfois il dure vingt-quatre heures. Il se renouvelle tous les cinq, six ou huit jours, quelquefois plus souvent, d'autres fois plus tard ; il n'est pas rare non plus de le voir se renouveler pendant plusieurs jours de suite, surtout en septembre, alors il dure moins de temps chaque fois.

Nous disions qu'il indispose presque tout le monde : en effet, les uns sont plus ou moins fortement oppressés de la poitrine ; d'autres éprouvent une sensation douloureuse des intestins, qui occasionne de mauvaises digestions intestinales, avec *diarrhée lientérique.* Ceux qui sont déjà atteints de ce flux de ventre se trouvent toujours plus incommodés qu'à l'ordinaire ; et c'est sous son influence fréquente qu'il se prolonge quelquefois indéfiniment, et peut venir fatal, si les Européens ne rentrent pas dans la mère patrie. Presque tout le monde éprouve de l'accablement : on est sans forces physiques et morales, et sans appétit ; on n'a le courage de rien faire, on est triste ; quelques-uns ressentent des maux de tête plus ou moins forts ; les jambes fléchissent sous le poids du corps ; on ne trouve aucune bonne position, le malaise est général ; on a une tendance irrésistible à l'indifférence pour tout ce qui nous entoure. Toutes les maladies s'aggravent sous son influence ; il hâte la perte des grands malades ; il en périt même qui auraient résisté à leurs maladies s'ils n'en avaient pas ressenti les effets. Les plaies deviennent souvent pâles, grisâtres, et passent même à la pourriture d'hôpital ; d'anciennes cicatrices mal consolidées peuvent se rouvrir.

gravèrent chaque fois d'une manière désolante l'état des
cholériques, pendant qu'ils se préparaient, qu'ils planaient
sur l'horizon et qu'ils tombaient. Ces malheureux malades
s'anéantissaient jusqu'à l'état de stupeur la plus profonde.
Pendant la durée de cette influence météorologique, *leur
tête pendait hors du lit !* L'orage dissipé, ils n'étaient plus
reconnaissables: tous ou presque tous disaient se trouver bien,
même quelques-uns qui devaient irrévocablement périr; mais
ils retombaient dans le même état dès que le nouvel orage
se préparait, et venait faire peser son influence sur leur
position. Ces pluies ayant trempé la terre, les immondices
qui se trouvaient en quantité dans toutes les voies de la
ville se décomposèrent promptement par l'action de la
température qui s'éleva de nouveau; le nombre des cholériques s'accrut aussi considérablement à la même époque,
qui fut la plus critique de tout le règne de cette redoutable maladie ( du 8 au 22 octobre).

Les affections des voies digestives y sont au contraire
très-communes, ainsi que les colites avec diarrhée ou dysenterie
et les céphalalgies : elles parurent pendant cet été (1834)
plus violentes que les années précédentes : on vit quelques
*cas de choléra sporadique,* ou choléra européen des contrées
chaudes de notre continent. Était-ce le résultat de la grande
élévation de l'atmosphère, ou bien de l'altération de la nature
de l'air? Je crois à l'une et à l'autre influence ou cause,
et surtout à une nouvelle et mauvaise qualité de l'air atmosphérique; la chaleur élevée a pu aussi contribuer à vicier
ce dernier. Nous pouvons penser que cette qualité commençait
à se propager insensiblement plusieurs semaines avant l'apparition du choléra-morbus, car on remarqua que plus de
vingt jours avant cette époque, la plupart des oiseaux avaient
disparu de la contrée, et particulièrement les oiseaux aqua-

tiques, qui ont coutume de se montrer sur les bords de la mer souvent en grand nombre; et ils ne reparurent que long-temps après l'entière cessation du redoutable fléau épidémique, dit *indien*, qui nous occupe. Mais ces oiseaux, *barométriques* dans cette circonstance, furent remplacés par une petite mouche de forme très-grêle, qu'on n'avait pas encore remarquée depuis que nous occupions cette contrée de l'Afrique. Elle se montra non seulement avant et pendant le choléra, mais encore long-temps après, et ne disparut que pendant les vents de nord de l'hiver. Nos habiles pharmaciens de l'hôpital militaire, MM. *Philippe Lavallée*, pharmacien major, *Lelaisan*, aide major, *Normand*, *Noël*, *Margotti* et *Quepelin*, sous-aides, dont le zèle d'ailleurs et le courage sont au-dessus de tout éloge, la remarquèrent les premiers dans les lieux humides, chauds et sales.

Ainsi, nous ne pouvons pas douter, d'après ces observations, que l'air ne se soit insensiblement vicié avant le développement du choléra à Oran; et nous osons avancer que cette altération de l'atmosphère dépendait du développement de colonnes de *myriades d'insectes microscopiques, c'est-à-dire invisibles à l'œil nu*.

Tout le monde put remarquer aussi un rideau considérable de nuages sur la mer, au nord, d'un aspect triste, grisâtres, plusieurs jours avant l'invasion du choléra, qui se déplacèrent lentement et imparfaitement durant trois semaines, pour s'étendre sous forme de brouillard sur Oran et dans l'intérieur du pays, et si je ne me trompe, dans la même direction que suivit le choléra vers la fin de sa cessation à Oran; car, comme nous le verrons plus loin, il fit des ravages affreux à *Mascara*, *Tlemcen*, etc.

## MARCHE GÉNÉRALE DU CHOLÉRA-MORBUS EN EUROPE.

Le choléra épidémique, dit de l'*Inde*, s'est avancé graduellement, depuis quelques années, de cette partie du globe, *où il est endémique*, vers le nord de l'Europe, suivant, en général, les rives et le voisinage des grands fleuves, les lieux humides, insalubres et très-populeux, puis les bords de la Baltique, de l'Océan et de la Méditerranée, pour arriver à *Oran* (Afrique) le 26 septembre 1834. Mais il n'a pas attaqué toutes les populations qui se sont trouvées sur sa marche ; il a souvent franchi des villes et des villages pour se répandre plus loin dans l'intérieur de la France, d'une manière plus ou moins générale, où il a exercé des ravages considérables. Partout cette redoutable maladie a commencé par attaquer çà et là quelques individus, bientôt un plus grand nombre. Tantôt c'était dans une maison qu'elle se déclarait, tantôt dans un quartier tout entier, tantôt dans plusieurs à la fois, soit rapprochés les uns des autres, soit éloignés, et souvent sans aucune communication connue, avant et pendant son développement. Partout le choléra a attaqué les premiers les individus déjà malades, valétudinaires ; les gens étiolés, vivant dans des endroits resserrés, obscurs, humides et insalubres ; les *ivrognes*, ceux qui se trouvaient affaiblis par des excès en tous genres : *maximè per coitum*. Nous tâcherons plus loin d'en expliquer les causes, ainsi que la grande mortalité de ces individus au commencement de la maladie. C'est vers le milieu de sa durée qu'il attaque le plus de monde à la fois, et fait cependant un peu moins de victimes que dans son début, eu égard au chiffre faible, en nombre, du commencement de l'époque dont je viens de parler. Partout son intensité a été plus ou moins variable, mais partout il a duré au plus deux ou trois mois, et partout on a dû observer que la mortalité était moins grande vers sa décadence que dans son principe et vers le milieu de sa force, comme il vient d'être dit, toujours eu égard au nombre respectif des personnes attaquées. Partout aussi il y a eu une recrudescence plus ou moins remarquable, mais nulle part elle n'a été générale ; dans quelques lieux, elle a recommencé avant l'entière disparition de la première attaque ; partout aussi cette recrudescence a cessé dans l'espace de quinze à vingt jours, ou à peu près : nous tâcherons aussi d'expliquer la cause de cette nouvelle invasion et de sa marche. Mais nulle part, si ce n'est chez un très-petit nombre de personnes très-timorées, la recrudescence n'a inspiré le même effroi que son invasion : il semble qu'on s'accoutume ou qu'on se résigne à voir cette maladie, comme toutes les autres scènes plus ou moins terribles que les êtres vivants sont exposés à voir.

## INVASION ET MARCHE DU CHOLÉRA A ORAN.

Le 26 septembre, furent atteints un homme et une femme, âgés d'environ 36 ans chacun : ils s'étaient livrés à des excès depuis quelque temps qu'ils s'étaient réunis. L'homme, nommé Gallard, était attaché aux boucheries militaires. Ces deux individus habitaient une maison humide près de la mer ; ils avaient de la diarrhée depuis quelques jours avant le développement du choléra ; mais ils ne s'étaient pas fait soigner, et n'avaient pas cessé de se livrer à des excès que leur réunion provoquait.

Accablés le jour du développement complet du choléra, ils furent apportés à l'hôpital militaire ; mais n'étant pas employés à l'armée, ils ne purent y être admis ; ils furent placés au petit dispensaire civil, situé auprès du premier établissement. Gallard fut apporté quelques heures avant la femme. Chez les deux, les symptômes du choléra n'étaient pas bien violents *en apparence*, mais ils n'en étaient pas moins graves. M. le Maire d'Oran vint me prier de les voir : il avait pressenti le genre d'affection dont ils étaient atteints ( il ne s'était pas trompé : il avait vu le choléra à Paris ). Gallard fut provisoirement couché à l'hôpital militaire. Avant d'arriver à son lit, je pus juger, aux yeux *hippocratiques*, à demi ouverts, la pupille cachée sous la paupière, et le blanc de l'œil ou la sclérotique à découvert, que le cas était mortel, et je l'annonçai à M. *Lesseps* (Maire), qui me conduisait au lit du malade. La femme n'était pas encore arrivée. En examinant attentivement ce malade, j'observai qu'il était anéanti, sans force physique et morale, absorbé, assoupi, indifférent pour tout ce qui l'entourait. Il y avait une légère cyanose, mais il fallait s'en douter pour bien la reconnaître ; la peau était humectée d'une petite sueur collante aux doigts et plus froide que chaude ; le pouls était vermiculaire et presque insensible au toucher ; la langue plate, point rouge, presque froide ainsi que l'haleine ; il y avait parfois des vomissements et des déjections semblables à du petit-lait non clarifié ou à de la raclure de boyaux ; oppression de la poitrine ; des crampes fréquentes aux jambes et aux bras, mais moins dans ces derniers que dans les premières ; aphonie presque complète. Ce malade paraissant épuisé, je ne fis point pratiquer la saignée ; je me contentai de faire faire de fortes applications de sangsues sur l'épigastre : je dis fortes applications, parce que, dans le cas de choléra, la circulation du sang étant arrêtée ou sur le point de l'être, surtout dans les vaisseaux capillaires, il faut souvent de grandes quantités de sangsues pour obtenir peu de sang, car les piqûres en donnent à peine quelques gouttes en général ; mais si l'on a l'avantage de les voir couler abondamment, on peut concevoir les plus heureuses espérances. Je mis en même temps des potions gommeuses éthérées, opiacées et ammoniacées en usage. Je dis ammoniacées : je pensais que ce médicament, extrêmement diffusible, pourrait provoquer la transpiration, et même la sueur, crise si utile dans cette maladie ; je pensais aussi, où du moins je voulais essayer, sans nuire aux malades, si je ne trouverais pas le moyen de neutraliser le *poison* de l'air introduit dans le corps, que *je crois être la véritable cause du choléra*, sur quoi je tâcherai de m'expliquer plus amplement plus loin. Je fis réitérer cette potion la nuit ; des frictions avec l'alcool camphré et l'ammoniaque liquide furent faites souvent aux jambes et aux extrémités supérieures, des demi-lavements opiacés et éthérés furent également donnés deux fois par jour. Ces derniers arrêtèrent presque entièrement la diarrhée. La circulation du sang et la chaleur de la peau furent en partie rétablies ou plutôt forcées par l'action des médicaments diffusibles qui composaient les potions ci-dessus, qui, du reste, ne parurent nullement trop actives. Mais ce mieux apparent, qui paraissait amener la guérison, *selon les assistants*, ne me semblait point de bon augure : les deux malades, qui avaient eu les mêmes symptômes que nous venons de tracer, restèrent dans une sorte d'anéantissement général, et dans une indifférence absolue pour ce qui les entourait : car, quoique étant dans la même chambre et non loin l'un de l'autre, ils ne se doutèrent pas, je crois, de leur voisinage. Les mêmes moyens furent continués pendant trois jours que les malades vécurent dans cette position, époque où ils *s'éteignirent* sans agonie douloureuse.

*Nécropsies.* L'extérieur des corps n'offrit rien de bien remarquable, seulement la face était d'un pâle grisâtre, légèrement cyanosée, et les yeux un peu caves.

*Intérieur de l'abdomen : extérieur des viscères.* Les

vaisseaux de la surface de l'estomac étaient injectés çà et là
par réseaux ; le foie et la rate n'offrirent rien de remarquable.

*Intérieur du tube digestif.* On voyait à la muqueuse
des vaisseaux sanguins, bien séparés les uns des autres,
injectés comme ceux de la surface externe. Cette cavité
renfermait en médiocre quantité un liquide lactigineux, ou
semblable à de la purée blanche ; les intestins grêles en
contenaient aussi, mais en très-petite quantité : il ne dif-
férait point de celui que les malades avaient rendu par les
selles et les vomissements. Le sang de toutes les veines,
du foie, de la rate, des poumons, était très-noir et poisseux ;
celui des artères l'était autant que celui des parties qui
viennent d'être nommées. Tous les médecins qui ont ouvert
des cholériques s'accordent à dire que le sang trouvé noir
dans les artères, comme celui des veines, était un signe
certain de choléra épidémique, dit *indien*. Les vaisseaux
des méninges étaient injectés, ce qui explique l'assoupissement dont les malades furent atteints pendant la durée du
choléra. Au reste, nous verrons plus loin que ce symptôme
est très-commun pendant le choléra, et surtout après qu'on
s'est rendu maître de la maladie ; et il deviendrait mortel
lui-même, si l'on ne se hâtait de le combattre par les évacuations sanguines et les révulsifs énergiques. Mais chez
nos deux malades, ce symptôme de congestion ménin-
gienne ne joua qu'un rôle très-secondaire, et ne contribua
nullement à leur perte. Nous trouvâmes aussi la vessie
urinaire vide, et fortement appliquée contre la face postérieure du pubis : c'est encore un autre caractère essentiel
du choléra épidémique, *qui ne manque jamais.*

*Courte suspension des cas de choléra à Oran.* Depuis
le 26 septembre, jour du développement de ces deux cas,
jusqu'au 3 octobre suivant, il ne parut rien de nouveau

à Oran ; mais le 28 septembre, trois nouveaux cas se mani-
festèrent au fort *Mers-el-Kebir*, avec une violence extrême,
sur trois militaires adonnés aux boissons vineuses et aux
liqueurs alcooliques, et à d'autres vices : c'étaient des condamnés aux travaux publics. Il n'y avait eu aucune communication entre les deux cholériques d'Oran et ceux du
fort *Mers-el-Kebir*. Ces trois nouveaux cholériques, outre
les vices de débauche et d'inconduite qui les avaient conduits aux travaux forcés, couchaient dans des casemates
humides, resserrées, et par conséquent insalubres. Leurs organes digestifs étaient altérés par des irritations chroniques,
propres à les rendre plus aptes à être atteints du choléra
que les individus sobres et sains. Ils moururent tous les
trois dans l'espace de vingt-quatre heures.

M. *Cristiani*, chirurgien sous-aide distingué, chargé du
service de la succursale du fort *Mers-el-Kebir*, nous donna
de suite connaissance, à mon collègue M. *Collin*, chirurgien
en chef de l'hôpital d'Oran, et à moi, de l'invasion du
choléra dans le fort, en nous demandant conseil. Il peignait,
en termes clairs et énergiques, les symptômes portés au
plus haut degré qui caractérisaient la nouvelle maladie chez
les trois militaires. Nous donnâmes sur le champ connaissance de la lettre de M. Cristiani à l'autorité, et nous étant
concertés avec M. *Duplantier*, sous-intendant militaire de
la place, et chargé de la police des hôpitaux militaires de la
division d'Oran, M. le docteur *Broussais (François)*, médecin ordinaire de notre hôpital d'Oran, fut envoyé, dès le
lendemain de l'apparition des trois cas, au fort *Mers-el-
Kebir*, pour y faire le service médical pendant la durée de
l'épidémie de choléra. A son arrivée, il trouva les trois cholériques morts ou mourants. Le lendemain, troisième jour
de l'apparition des trois cas, M. *Collin* et moi, nous fûmes
envoyés à ce fort par l'autorité supérieure, pour lui faire

un rapport sur la maladie qui venait de s'y déclarer. Nous y arrivâmes en temps opportun pour assister aux autopsies cadavériques des trois cholériques, que MM. *Broussais* et *Cristiani*, déjà cités, étaient occupés de faire. Nous reconnûmes sur les trois cadavres tous les caractères du choléra-morbus porté au plus haut degré de violence : cyanose prononcée surtout au visage, muscles des membres fortement contractés; vaisseaux de l'estomac et des intestins très-injectés, grande quantité de liquide laitigineux ou couleur de purée d'un blanc sale grisâtre dans l'estomac et les intestins, particulièrement dans les grêles; sang des veines, des *artères*, du foie, de la rate, des poumons et des méninges, très-noir et défluent; la vessie vide et fortement appliquée contre la face postérieure du pubis.

Comme nous l'avons dit plus haut, n'ayant rien vu de nouveau depuis le 26 septembre jusqu'au 3 octobre, on espérait que la maladie n'aurait plus de suites à Oran ; mais ce même jour, 3, on apporta dans l'après-midi trois soldats atteints de symptômes du choléra épidémique régnant. Ces trois militaires étaient en garnison dans la ville même.

*Symptômes :* cyanose prononcée, surtout chez le nommé *Lemesle*, d'un tempérament sanguin ( *normand* ); crampes violentes dans tous les membres ; algidité, ou peau froide et ointe d'une sueur grasse, collante, et répandue dans tout le corps, froide également; langue plate, mais épaisse et froide ; haleine à moitié froide ; pouls filiforme et presque éteint ; sorte d'anéantissement général ; selles et vomissements de couleur et de consistance de purée ou de raclure de boyaux ; forte oppression de la poitrine, et particulièrement à la région du cardia ; sensibilité par la pression dans tout l'épigastre, avec ardeur forte et continuelle; soif vive et incessante.

*Traitement.* Forte saignée à *Lemesle*, chez qui le sang

coula jusqu'à douze onces environ : chez les deux autres, il ne fut pas possible d'en faire couler d'aucun des deux bras au-delà de deux onces; en même temps fortes applications de sangsues sur l'épigastre et sur la région du cardia : les sangsues prirent, mais les piqûres ne donnèrent que peu de sang, excepté chez *Lemesle,* dont on obtint un assez bon résultat; des ventouses placées chez les deux premiers ne produisirent pas de meilleurs résultats. Frictions alcooliques, et avec addition d'ammoniaque liquide, sur les extrémités, tant supérieures qu'inférieures. Demi-lavements émollients, avec l'éther et la teinture d'opium (aqueuse), 20 à 30 gouttes de chacun : ces demi-lavements étaient réitérés; quelquefois j'en faisais donner trois. Sinapismes réitérés aux pieds, aux jambes, quelquefois aux cuisses. Boisson délayante. L'action des moyens diffusibles rappelle en partie la circulation et la chaleur, et mieux chez *Lemesle* que chez les deux autres, qui est mieux sous tous les rapports. Chez lui, tous les premiers symptômes s'apaisent et se dissipent graduellement; mais il succède une réaction assez forte, qui détermine de l'assoupissement et de la rougeur à la face, avec forte plénitude du pouls; il y a aussi de la stupeur et de l'indifférence pour ce qui l'entoure (1). La saignée et de nouveaux

---

(1) J'attribuais ces nouveaux symptômes à l'action des médicaments très-actifs, et principalement aux potions opiacées et éthérées qu'il avait fallu mettre en usage pour rappeler la circulation qui s'anéantissait. Mais depuis j'ai observé, et surtout chez les cholériques de la recrudescence, que cette réaction, souvent forte et dangereuse, n'était pas entièrement due à l'action de ces remèdes actifs; car les derniers malades atteints du choléra n'ayant pas fait usage de ces remèdes, si ce n'est en demi-lavements en petit nombre, ont néanmoins offert une réaction très-forte : il a fallu ressaigner ces malades, car cette réaction a été telle, que l'encéphale était fortement menacé.

sinapismes dissipèrent cet état, et *Lemeslc* se rétablit bien. Les deux autres malades restèrent dans un état stationnaire ; le pouls s'était médiocrement relevé, ainsi que la chaleur de la peau ; mais la sueur restait visqueuse ; la stupeur, l'énervation, l'insouciance pour ce qui les entourait, ne changeaient pas ; les yeux étaient *hippocratiques* depuis le commencement de la maladie. Ces deux cholériques moururent le cinquième jour de l'invasion du choléra.

Les autopsies de ces deux cholériques firent voir les mêmes phénomènes que chez les deux premiers.

*Continuation de la marche du choléra.* Depuis l'apparition de ces trois nouveaux cas à l'hôpital d'Oran, chaque jour il s'en montra de cinq à douze pendant les huit premiers, et presque exclusivement parmi les militaires déjà malades à l'hôpital. J'avais soin de faire isoler les cholériques des autres malades et des convalescents. Il était facile d'observer que la nouvelle maladie se déclarait plus particulièrement chez les plus grands malades que chez les autres, par exemple chez ceux qui étaient déjà condamnés à périr de leurs premières affections, ou qui offraient le moins de chances de guérison : c'étaient leurs écarts dans le régime et leur inconduite qui les avaient conduits aux maladies chroniques, sur lesquelles le choléra sévissait le plus, et ce fut chez ces hommes, dont les tempéraments étaient ainsi usés, qu'il y eut le plus de victimes pendant les premiers temps de l'épidémie. La cause de la maladie nouvelle semblait avoir la même attraction avec ces individus malades, ou usés par d'autres causes que les maladies, *que la parcelle de fer avec l'aimant qu'on en rapprocherait.*

Ce fut ainsi que le choléra parcourut les diverses salles de l'hôpital, et peu de jours après celles d'une succursale qui se trouvait à quelques centaines de mètres de ce dernier établissement. Elle y parut presque concentrée pendant les huit à dix premiers jours, car il ne venait encore qu'un, deux ou trois cholériques de la garnison de la ville et des forts qui la couronnent.

Dans l'hôpital, tantôt c'étaient les malades de deux ou trois numéros qui se suivaient qui étaient frappés en même temps, tantôt c'était un seul malade d'un numéro éloigné, et ainsi de suite ; mais souvent la maladie sautait un ou plusieurs numéros, selon que les individus étaient dans les conditions aptes à la contracter, que nous venons d'indiquer il n'y a qu'un instant. On voyait qu'elle se déclarait, pour ne pas dire qu'elle semblait choisir ces mêmes individus détériorés, plutôt que ceux dont la vitalité offrait plus de résistance, et par conséquent de ressources à l'art. La terreur joua aussi un grand rôle dans la marche et la mortalité de cette redoutable maladie épidémique : on pouvait s'en convaincre chez ceux qui, d'un *œil attristé*, voyaient leurs camarades subitement saisis par les symptômes les plus violents du choléra.

Quoi qu'il en fût, et quoique je n'aie aucune preuve convaincante de la contagion du choléra, la majeure partie des fiévreux ordinaires et d'un bon nombre de convalescents furent atteints de l'épidémie ; plusieurs périrent en peu d'heures : c'étaient toujours ceux qui offraient le moins de chances de guérison, ou point du tout, de leurs premières affections.

Après le huitième jour de cette sorte de fureur du choléra dans l'hôpital militaire, ces hommes sans ressources vitales ayant été moissonnés, ou en voie de guérison, la maladie s'y ralentit, on pourrait dire, je crois, faute d'aliment propre aux cas, et les cures y devinrent plus fréquentes parmi ceux qui en furent attaqués.

Mais l'épidémie cholérique, qui jusque là avait atteint peu de militaires de la garnison, s'y répandit avec une nouvelle violence, d'abord dans les quartiers situés dans la ville, et bientôt dans les plus élevés et les plus salubres, durant douze à quinze autres jours suivis. Pendant ce temps, il entra chaque jour à l'hôpital de dix-huit à trente-cinq cholériques, notamment la nuit, dont la fraîcheur et l'humidité faisaient déclarer la maladie pendant que les militaires en étaient incommodés, et c'étaient les factionnaires en général, et ceux qui se prenaient de vin, ou qui se livraient à d'autres écarts.

Malgré la calamité qui pesait sur la troupe, les populations *européenne, maure et juive,* ne comptaient encore que quelques cas de choléra. On observa la même marche chez les militaires des divers quartiers de la garnison que chez les malades de l'hôpital. Les hommes intempérants, ou épuisés par d'autres vices, ou ceux dont les organes étaient affectés de quelque germe de phlegmasie devenue chronique et plus ou moins supportable, furent aussi les premiers atteints. Après ceux-ci, on en voyait un assez grand nombre qui présentaient à l'invasion de la maladie, du moins en apparence, des conditions satisfaisantes de santé ; mais plusieurs ayant été ouverts, on trouva chez quelques-uns des altérations anciennes dans quelqu'un de leurs viscères, qui ne les auraient pas empêchés de pousser plus ou moins loin leur carrière, sans la circonstance extraordinaire du choléra : ces altérations se rencontraient particulièrement dans les voies digestives.

Enfin, pendant que l'épidémie était dans une force telle qu'elle épouvanta la multitude, même les personnes qui d'ailleurs sont à l'épreuve de la crainte, j'eus le bonheur, avec presque tous les officiers de santé de l'hôpital, etc., de ne jamais éprouver un seul instant une crainte quelconque, malgré l'horrible et hideux spectacle au milieu duquel nous devions être la majeure partie de notre temps, jour et nuit , par devoir, par des sentiments d'humanité et de philanthropie.

Le choléra se propagea insensiblement dans toutes les classes civiles. Les Juifs , *sales , apathiques ,* vivant et se logeant mal, et ne cherchant la plupart aucun moyen de se guérir , comptèrent considérablement de victimes.

Les *Maures ,* vivant presque entièrement dans les mêmes conditions , furent également décimés. Le fatalisme, qui leur défend de repousser les fléaux , qu'ils prétendent que *Dieu* leur envoie , fut une des causes des ravages que la maladie exerça sur eux. La population européenne, qui n'est pas encore considérable , ne compta à peu près que la même proportion de décès que la garnison , c'est-à-dire , un peu moins de la moitié de ceux qui furent atteints de l'épidémie ; elle se fit soigner de son mieux.

Chez cette population , autant que j'ai pu m'en convaincre , le génie du choléra fut le même que chez les militaires : les malades , les valétudinaires , les plus malheureux et les plus timorés furent les premiers attaqués , et eurent plus de victimes à compter que les autres. La population civile présenta , comme le total des militaires d'Oran , environ 500 cholériques : total de tous , 1000 à 1050.

La grande affluence des cholériques chez les Européens eut lieu seulement à l'époque où elle commençait à diminuer chez les militaires. L'influence des orages fut remarquable aussi chez eux , ainsi que l'espèce de froid humide de presque toutes les nuits.

Le 25 octobre , l'épidémie , chez les militaires , avait sensiblement diminué ; mais elle se soutint jusqu'au 27 novembre , comme on le verra dans le tableau que nous avons joint vers la fin de ce travail.

La maladie paraissait avoir diminué aussi d'intensité , c'est-à-dire que les individus étant bien portants , ou dans de meilleures conditions de santé, et offrant par conséquent plus de vitalité et de ressources à l'art que les premiers atteints, les symptômes, chez eux, paraissaient moins intenses et moins dangereux. En effet, la cyanose, l'algidité générale, la viscosité de la sueur, l'ardeur avec oppression vers le cardia, la soif, les déjections, se présentaient à un degré moins alarmant et moins hideux que dans les premiers temps de la maladie. L'on sauvait beaucoup plus de malades que jusque là, et cependant l'atteinte de la maladie était aussi forte que dans le principe; mais il y avait chez les malades plus de vitalité, et par conséquent plus de résistance. Cette remarque a été faite ailleurs, et probablement partout où la maladie a régné. Mais s'en est-on rendu compte également? cela est douteux; je tâcherai de le faire de mon côté.

En effet, agissant par une sorte d'attraction sur des sujets plus ou moins détériorés par des causes que nous avons déjà indiquées, les organes ne présentent pas une résistance proportionnée à la violence du *poison*, les symptômes paraissent beaucoup plus intenses; ils faisaient périr plus de malades que lorsque les organes des individus se rapprochent plus de l'état normal : de là les morts presque foudroyantes et si fréquentes qui s'observent dans le principe, ce qui se prolonge plus de temps, selon le nombre des sujets très-aptes à contracter l'épidémie. Dans certains pays et surtout dans les grandes villes, ces sortes d'individus sont nombreux en général, aussi la maladie s'y prolonge souvent pendant plusieurs mois; tandis que dans les campagnes, où l'air est d'une part plus sain, d'une autre, les individus étant dans de meilleures conditions de santé, l'épidémie y est de courte durée.

Vers le vingt-cinquième jour de l'invasion du choléra à *Oran*, et quinze jours après qu'il se fut déclaré chez les différentes populations de la ville, il attaqua les habitants de Mascara (1), ville *arabe*, à 22 lieues dans l'intérieur des terres, où il fit des ravages considérables. Ces peuples *barbares*, n'ayant point de médecins, livrés au fatalisme, ou tout au plus, par hasard, à quelque empirique grossier et ignorant, et à eux-mêmes, périrent, tous ceux qui en furent attaqués. Le pastèque étant une plante à fruit très-rafraîchissant, les cholériques de cette ville s'en gorgeaient pour chercher à apaiser l'ardeur extrême qu'on ressent au cardia, et la soif qui les dévorait ; mais ils augmentaient tous les symptômes, et ils succombaient quelques heures après l'invasion du choléra et l'introduction du pastèque dans l'estomac.

Successivement, il se déclara à *Tlemcen*, autre ville de l'Afrique, et dans d'autres villes populeuses *du royaume de Maroc*, etc. Partout il a enlevé le quart ou le cinquième de la population. A *Mascara*, il mourut de 17 à 1800 individus sur une population de 9000 âmes. A *Tlemcen* il y a eu une petite exception dans la mortalité. Les habitants battaient ensemble de l'huile d'olive et du vinaigre, et plusieurs ont survécu au fléau, attribuant cet heureux résultat à cette composition simple : c'est ce que quelques habitants de la même ville que j'ai fait interroger à Oran m'ont assuré.

*Étiologie du choléra - morbus.* Beaucoup de médecins connaissent, par théorie et ses terribles effets, le choléra épidémique, dit *indien,* d'où il est venu envahir une foule de villes et de campagnes en Europe depuis environ quatre ans, et successivement en Afrique ; mais nous ne connaissons pas encore, dit-on, sa véritable nature (2). Si l'on consultait

---

(1) Prise et détruite depuis par l'illustre maréchal Clauzel.

(2) Je ne pense pas entièrement de même ; je crois que la cause est, comme je l'ai dit ailleurs, dans des colonnes mobiles d'insectes microscopiques, produits eux-mêmes, peut-être, par la conjonction de quelques astres.

certains individus des diverses classes de la société, et dont les idées ne sont pas très-élevées, ils vous diraient que le choléra dit *indien* ne s'avance que par voie de contagion : nous sommes loin de rester enchaîné dans cette idée. Les médecins éclairés savent aujourd'hui ce qu'il faut penser de la contagion en général, et surtout de celle du choléra-morbus.

La cause du choléra est, selon moi, *une qualité insolite, empoisonnante, qui règne dans l'air dans certaines circonstances rares, qui peut-être dépendent de quelques positions sidérales ou astrales :* c'est ce qu'*Hippocrate* entendait, quand les causes des maladies graves ne lui paraissaient pas pouvoir être expliquées, par *theïou*, et *divinum*, c'est-à-dire, *un principe circulant dans l'air,* indépendant des principes de l'altération du corps humain, mais dont les symptômes sont singulièrement favorisés par les altérations des organes. Ceci, et les citations que nous allons faire, pourraient donc nous porter à croire que la maladie nommée *choléra*, et quelques autres qui ont régné épidémiquement dans les diverses contrées d'Europe, dépendent d'une qualité délétère répandue dans l'atmosphère, et que cette qualité, plus ou moins étendue, mais jamais d'une manière tout-à-fait générale, s'avance d'une contrée dans une autre, avec plus ou moins de régularité, en exerçant son influence sur les hommes, et souvent sur les animaux, partout où certaines conditions locales, où la saison chaude et humide de l'année, en favorisent le développement, comme on le voit, en général, en été et en automne, le long des fleuves, des bords des mers, et autres lieux rendus malsains par l'entassement des maisons, des individus, l'humidité de l'air et de la terre, etc., comme on l'a observé dans le cas qui nous occupe.

S'il en était autrement, la maladie étant une fois arrivée dans un pays, *n'y régnerait-elle pas toujours, comme la syphilis ? mais il n'en sera point ainsi* du choléra, qui semble avoir entièrement disparu du nord de l'Europe et de l'Angleterre, comme il disparaîtra de l'Espagne, de la France et de l'Italie, dès que l'influence à laquelle nous l'attribuons aura cessé. Mais quand cette influence cessera-t-elle ? c'est ce que nous ne chercherons pas à savoir. Les astronomes pourraient peut-être nous donner quelques données sur cette question importante. Nos anciens observateurs philosophes, que tant de faux savants dédaignent de lire, et par conséquent de citer, s'attachaient aux causes dont je viens de parler, pour expliquer les épidémies de maladies graves qui ravageaient trop souvent l'Europe et le monde entier. C'est aux équinoxes, disaient-ils, que les maladies aiguës se manifestent, deviennent épidémiques, et acquièrent plus de violence, et vers les solstices qu'elles diminuent ou disparaissent.

Les aspects de *Saturne* et de *Jupiter*, de *Mars* et de *Saturne*, disaient-ils encore, sont les avant-coureurs des maladies épidémiques les plus terribles. Les fièvres meurtrières qui ont si souvent ravagé l'Europe en sont une preuve. Celle de 1127 eut lieu après la *conjonction* de *Saturne* et de *Jupiter*. *Bocace* et *Guy* de *Chaulier* rapportent que *l'aspect* de *Jupiter*, de *Saturne* et de *Mars* précéda la fièvre pestilentielle de 1348. *Marcile-Ficin*, un des plus grands philosophes de son siècle, regarda la conjonction de *Saturne* et de *Mars* comme la cause principale de celle qui désola le monde en 1478. *Gaspard Bartholin* prédit dans un discours public qu'il prononça en 1628, après la conjonction de *Saturne* et de *Mars*, qui avait succédé à un automne chaud et à un hiver très-doux, l'épidémie affreuse qui se manifesta quelque temps après. Ce fut la conjonction de ces mêmes planètes qui détermina la prédiction de *Paul de Sorbact*, médecin : il annonça avec la plus grande exactitude celle qui ravagea *Vienne* et d'autres lieux. *Daniel Sennert* prédit la dysenterie épidémique qui régna en 1624 et en 1637, d'après la position de ces mêmes planètes.

En 1348, sous Philippe de Valois, l'un des règnes les plus malheureux de la France, une peste générale exerça les plus cruels ravages. Les historiens rapportent que l'on vit pendant quelques heures dans le ciel ( c'est le terme de l'historien) un globe de différentes couleurs, qui, en tombant sur la terre, répandit partout une vapeur délétère. Ce fléau, qui enleva à l'Europe les deux tiers de sa population en moins de dix mois, avait été précédé d'affreux tremblements de terre. En 1831, nous vîmes sur la plaine de la *Metidjeaoh*, près d'*Alger*, (mois de juillet) un brouillard très-épais, roussâtre, d'un apect sinistre, qui dérobait à notre vue la chaîne du grand *Atlas*, qu'on voit si distinctement d'Alger et d'ailleurs. Ce brouillard s'étendit bientôt dans tout le pays, et y occasionna une épidémie de bronchite et de pneumonie, qui s'ajoutait à une épidémie ordinaire de gastro-entéro-céphalite, de fièvres intermittentes graves, etc. La nouvelle épidémie, qui fut qualifiée par beaucoup de personnes de *Grippe*, fut intense, et attaqua la majeure partie de notre armée. Ne pourrait-on pas croire que ces phénomènes étaient la cause de quelque influence astrale? M. *Arago*, l'un de nos illustres astronomes, fait mention de ce brouillard d'Alger dans ses leçons d'astronomie, imprimées dernièrement.

Ainsi, il est donc probable que le choléra-morbus est dû à une cause suspendue dans l'air, qui influence plus ou moins les individus qui se trouvent sous elle dans les contrées où elle existe. Mais qu'est-ce que cette cause répandue dans l'air? Quelle est sa nature? Est-ce un gaz *acide*, *alcalin*, ou de toute autre nature? Nous pensons que ce sont des insectes microscopiques. Dans tout état de choses, elle nous paraît *empoisonnante*, altérant le sang des poumons, l'empêchant de s'oxigéner au fur et à mesure qu'il y est porté par les veines sous-clavières, etc., pour y reprendre sa couleur vermeille, nécessaire pour entretenir la vie ; car le sang des artères, chez les cholériques, est noir comme celui des individus qui périssent asphyxiés par les gaz acide carbonique, azotique, etc. Mais, en même temps que cette qualité délétère est introduite dans le sang, les nerfs ne sont-ils pas frappés par la même cause ? ou bien cette cause délétère ne se porte-t-elle pas avant sur le système nerveux, d'où résultent en-suite les phénomènes que nous remarquons pendant le choléra, et sur les cadavres des individus qui en périssent ? Dans cette manière de voir, ne serait-il pas raisonnable de penser qu'un agent chimique, *que nous ne distinguons pas*, peut exister dans la nature, et peut-être dans nos phar-macies, pour neutraliser l'agent *délétère* qui nous amène le fléau cholérique, dit *indien ?* J'aime à le penser ; aussi est-il à désirer qu'on fasse des recherches et des expé-riences *qui ne puissent point compromettre la vie des personnes atteintes du choléra.* La chimie a trouvé le moyen de neutraliser les miasmes des corps en décompo-sition que l'air tient en suspension ; les fumigations de *Guiton de Morveau*, le chlorure de sodium de M. *Labar-raque*, et le *divin sulfate de quinine*, qui arrête les fièvres intermittentes les plus pernicieuses, quand il est adminis-tré convenablement et à temps.

Mais en supposant que ce moyen neutralisant se découvrira, le sang étant déjà fortement noirci, et une forte atteinte étant en même temps portée sur le système nerveux, etc., serait-il possible de remédier à tous ces changements, et rendre les individus à la santé ? Nous ne le pensons pas ; mais le moyen, appliqué en temps opportun, sauverait sans doute la plupart des malades, comme nous l'avons vu quand nous avons pu faire *couler abondamment le sang*. Mais ce moyen ne peut pas être également employé chez tous les individus : par exemple, les personnes déjà faibles, épuisées par une cause quelconque, ne peuvent pas supporter les saignées abondantes, pas même les modérées, propres elles-mêmes à enlever le reste des forces aux malades, et par conséquent la vitalité si nécessaire dans ce cas pour réagir contre la cause de la maladie.

Cependant, celui qui trouverait un moyen neutralisant l'agent délétère, bien que, comme nous l'avons dit, il ne fût pas toujours possible de le mettre en pratique avec avantage, les désordres étant déjà avancés, il n'en serait pas moins un bienfaiteur de l'humanité. On pourrait même l'employer sur les animaux domestiques, sujets également au choléra épidémique, notamment dans la classe des gallinacés (1).

Si l'on voulait nier ou révoquer en doute l'influence d'une qualité particulière délétère dont l'air est son véhicule, on devrait nous dire pourquoi tous ou presque tous les individus habitant une contrée où règne le choléra en sont atteints, ou plus ou moins indisposés, et sans avoir

---

(1) Chez l'honorable négociant d'Oran dont il est question plus haut, à l'occasion de la température de 69 degrés (R.) qu'il observa dans sa cour, il mourut environ trente pièces de volaille des symptômes du choléra. La crête, la peau, étaient très-cyanosées ; leur respiration anhélante ; le bec largement ouvert, comme si les envies de vomir avaient été permanentes, car elles vomissaient et avaient des déjections liquides, comme les cholériques ; leurs pattes se déformaient par la violence des crampes qu'elles éprouvaient en même temps ; les muscles étaient en général plus ou moins convulsés, et restaient ainsi après leur mort, comme chez beaucoup de personnes.

eu de communication entre eux, par des symptômes plus ou moins prononcés (1).

(1) Depuis le mois de décembre 1834 que ce travail fut terminé, quelques papiers publics ont annoncé que des médecins, et même d'autres personnes de diverses parties d'Europe, notamment en *Pologne*, avaient remarqué qu'aucun individu habitant les lieux ou les environs des sources *d'eaux thermales sulfureuses* n'avait été atteint du choléra — morbus dit indien.

Ces observations, à ma grande satisfaction, viennent parfaitement à l'appui de l'idée que j'ai avancée, que le choléra épidémique, et peut-être toutes les maladies graves épidémiques, dites pestilentielles, et contagieuses selon quelques médecins encore, sont occasionnés par des myriades d'insectes invisibles à l'œil nu, dépendant eux-mêmes, peut-être, d'une influence sidérale, si nous en jugeons par les épidémies dites pestilentielles qui ont souvent désolé le globe après les conjonctions de divers astres, dont nous avons déjà fait mention.

Or, on sait que le soufre, ou mieux ses vapeurs, tuent les insectes, et c'est ce qui est sans doute arrivé aux environs des eaux thermales sulfureuses, où le choléra ne s'est point développé.

Ainsi, si, comme ces observations semblent le démontrer, le choléra épidémique est dû à des insectes empoisonnants, et que l'on doive leur destruction, ou pour le moins leur éloignement, à la vapeur des eaux thermales sulfureuses, *la cause, le remède, et en même temps le préservatif seraient trouvés, ce qui deviendrait de la plus haute importance !*

Si la grande majorité des individus exposés à contracter le choléra ne sont pas à même de profiter du bienfait des eaux thermales sulfureuses, il serait facile d'y suppléer plus ou moins bien par le sulfure de potasse, qu'on ferait évaporer dans les appartements et ailleurs, au moyen de l'eau chaude qu'on devrait agiter de temps en temps et renouveler plusieurs fois par jour. Cette composition est simple, facile à se procurer, et peu dispendieuse.

Voici encore un autre fait, qui semble ne laisser aucun doute sur le précédent, que nous extrayons du Journal de la Société des Sciences physiques, chimiques, et arts agricoles et industriels de France, des mois de novembre et décembre 1835.

« *Pathologie végétale. — Action de l'air cholérique sur les plantes.*

« On avait déjà observé, tant à Paris qu'en d'autres lieux, que le choléra « indien sévit, dans certaines localités, tant contre les animaux que contre les

### *Quels sont les individus que le choléra attaque les premiers, quand il se développe dans une population ?*

D'après l'observation que nous avons faite, et comme il ne nous paraît pas douteux qu'elle ait pu être faite partout, quoiqu'on ne se soit peut-être guère arrêté sur ce fait patent, ce sont les personnes déjà malades, valétudinaires, adonnées aux boissons excitantes, qui altèrent certains organes, sinon d'abord, du moins peu à peu; ceux qui sont saisis par la crainte de contracter cette maladie, ou qui sont énervés (*gaudio Veneris*). Aussi, voit-on les ivrognes, etc., être pris du choléra d'une manière inopinée et presque foudroyante en général : car quelques-uns périssent en quelques heures, ou, pour le moins, les symptômes passent au plus haut degré de violence.

La promptitude avec laquelle périssent la plupart des

----

« hommes ; mais personne, que nous sachions, n'avait remarqué l'influence
« de cette épidémie sur certaines plantes exposées à celle des vents domi-
« nants, dans les pays mêmes où ce mal s'est déclaré. Sous ce dernier rapport,
« les détails suivants nous paraissent offrir un très-haut intérêt.

« M. *Figari*, professeur de botanique à la faculté d'*Abuzabel*, vient
« d'observer que, durant le règne du choléra en Égypte (juillet et août
« 1834), plusieurs familles de plantes graminées exposées aux vents do-
« minants (nord), telles que le maïs, etc., ont été frappées subitement, et
« totalement exterminées dans de vastes étendues de terrain. Les feuilles
« de ces plantes graminées ont paru presque instantanément couvertes d'une
« couche de matière visqueuse, sur laquelle des *myriades d'insectes mi-*
« *croscopiques ont été observées*. En plongeant la main dans un tas de ces
« feuilles, on éprouvait une sorte de démangeaison particulière, qui se dis-
« sipait par le lavage ; mais la peau restait rouge, et comme couverte
« d'une éruption miliaire. La maladie passait bientôt des feuilles au reste
« de la plante, qui était immédiatement suivie de la mort. Mais, chose
« digne de remarque, les paysans voyant ces plantes anéanties sur
« une étendue immense de territoire, se hâtèrent d'en utiliser de bonne
« heure les feuilles, en les donnant à manger aux bestiaux. La presque
« totalité qui en ont été nourris sont morts, et le lait que les vaches nour-

individus qui se trouvent dans les conditions qui viennent d'être indiquées, semble assigner à l'observateur le degré de ruine dans lequel se trouvent les corps, et le peu de résistance vitale qu'ils présentent à la maladie; viennent ensuite ceux qui sont dans les mêmes conditions, mais qui sont moins graves; et enfin, ceux qui ne sont plus ou presque plus dans ces conditions anormales : alors, c'est à la persistance de la cause du choléra que l'on doit sans doute attribuer les atteintes plus ou moins nombreuses que l'on observe. Souvent, dans ce dernier cas, on a lieu d'être étonné d'abord des attaques de plusieurs individus robustes, et qui, selon *toute apparence*, sont dans un état normal parfait; mais à l'ouverture de leurs corps, on est en général bien détrompé : on rencontre des organes, ou un seulement, atteints de quelque affection chronique, suite d'une phleg-

---

« ries de cet aliment fournissaient, donnait aux hommes qui le prenaient « des symptômes cholériformes, c'est-à-dire des maux de cœur, des vo- « missements, des crampes, etc.

« Le professeur d'*Abuzabel* dit positivement qu'il ne peut pas s'empêcher « de considérer le principe miasmatique du choléra asiatique comme un être « animé, que les vents transportent dans telle ou telle direction. »

Ajoutons encore un fait à celui-ci.

Il existe à *Dieuze* (département de la Meurthe) une mine de sel gemme en pleine exploitation, près de laquelle on fabrique les acides sulfurique et hydrochlorique; le dégagement de gaz qui s'opère pendant la fabrication de ces acides charge l'atmosphère ambiante d'acide sulfureux et d'acide hydrochlorique : la végétation en souffre beaucoup. Eh bien, pas un cas de choléra ne se déclara dans cette ville, ni à plusieurs lieues aux environs, lors de l'invasion générale de cette maladie en France. Ne doit-on pas attribuer cette absence de l'épidémie cholérique dans cette contrée à la destruction des insectes microscopiques dont il a été question aux gaz des acides précités, comme près des eaux thermales sulfureuses, au gaz sulfu- reux qui s'en élève pour se répandre dans l'air? Cette opinion nous paraît très-naturelle. Ce nouveau fait intéressant est venu à ma connaissance depuis que je suis à Phalsbourg.

masie peu aiguë et peu douloureuse, mais qui n'en a pas moins altéré les tissus. En dernier lieu, on voit attaquer par une plus longue exposition aux causes du choléra les personnes les plus robustes, les mieux constituées et les plus saines, comme les mieux à l'abri de la crainte; mais parmi ces personnes, on en voit un certain nombre qui, résistant par les bonnes conditions physiques et morales dans lesquelles elles se trouvent, ne sont pas atteintes à un si haut degré que les premières, ou bien offrent par là d'heureuses ressources à l'art, et guérissent en grand nombre. Quelques individus sont dans de telles conditions, que, malgré les symptômes quelquefois forts, ils ne cessent pas de vaquer à des affaires, et se rétablissent par des secours moins énergiques qu'ils ne sont nécessaires chez les autres. Cependant, on ne doit jamais négliger les moyens qui réussissent le mieux; car, d'un instant à l'autre, la maladie peut prendre un caractère dangereux : il est assez rare que de petits symptômes n'amènent pas l'entier développement du choléra, et il est prouvé qu'un très-petit nombre de cholériques guérissent par le bienfait seul des efforts de la nature, comme nous l'observons dans plusieurs autres cas de maladie, si les symptômes de choléra sont devenus un peu considérables : il faut donc recourir promptement à la méthode qui a donné le plus de succès.

Il nous semble, d'après ce que nous venons de dire, que si l'on avait bien fait attention au génie des épidémies graves, en général, et voulu être de bonne foi, quelques-uns n'auraient pas avancé que ces maladies sont plus graves dans leur principe que vers leur fin ; mais, comme je crois pouvoir l'assurer, cette prétendue gravité plus grande dès le début que par la suite ne dépend que des mauvaises dispositions organiques des individus frappés d'épidémie les premiers.

On a avancé aussi, sans en donner la raison, que les

enfants et les adolescents étaient moins sujets au choléra que les adultes et les gens plus âgés : cette assertion, en grande partie vraie, rentre absolument dans les remarques que nous venons de faire. Dans la jeunesse, en effet, il y a beaucoup de *vitalité,* qui repousse avec avantage les agents nuisibles à la santé; et à cet âge de la vie, on périt plus souvent par cet *excès de vitalité* que d'une maladie épidémique, qui a ordinairement pour caractère une atteinte générale miasmatique. D'ailleurs, il n'y a presque jamais, à ce même âge, des altérations organiques majeures provenant des écarts dans le régime, etc., etc. La crainte n'a pas non plus autant d'accès sur ces personnes que sur les adultes, etc., parce que la réflexion n'est pas encore dans le cas d'approfondir les dangers présents ; les tristes réflexions sont au contraire avantageusement contrebalancées par cette force continuelle intérieure, qui engendre plutôt la gaité que la mélancolie.

On a dit encore que dans l'origine des épidémies de maladies graves, où il périt plus de personnes que vers la fin, cette mortalité dépendait de ce que les médecins ne connaissaient pas aussi bien la maladie qu'après l'avoir étudiée sur les malades qui en étaient atteints. Il peut se faire, en effet, que ceux qui ne sont pas bien versés dans la pratique des maladies, etc., ni nourris d'une saine théorie, soient embarrassés, et en quelque sorte effrayés du nombre des victimes qui tombent dans le principe d'une épidémie, et que plus tard, venant à la connaître davantage, ils soient plus habiles à la traiter, et d'autant plus heureusement, que les conditions favorables déjà indiquées viennent à leur appui. Ces remarques me paraissent si faciles, que je ne conçois pas pourquoi les auteurs ne les ont pas consignées dans leurs ouvrages, au moins que je me le rappelle.

En résumé, les personnes qui se trouvent dans les conditions désavantageuses dont il [a été parlé, seront en général
atteintes avant les autres. Ce serait donc en vain que les
*ivrognes*, tous ceux qui sont *épuisés* par les *débauches*,
les *timorés* à un haut degré, chercheraient à se corriger
aux [approches ou pendant l'existence du choléra dans les
contrées où il se déclare; il ne serait plus temps : l'atteinte
antérieure sur les organes existant, ils ont tout à craindre
du fléau. Le plus court moyen, et le plus sûr, pour eux,
afin de l'éviter presque avec *certitude*, serait de fuir le
lieu infecté ou qui est menacé de l'être. Les individus
atteints d'autres maladies, les valétudinaires, ceux doués
d'un tempérament sans énergie, faibles, feront également
bien de prendre le même parti. Les pays élevés, bien
aérés et secs, sont les lieux qu'ils doivent préférer, comme
étant ceux qui offrent les meilleures conditions hygiéniques
pour les mettre non seulement à l'abri du choléra, mais
encore de toutes les épidémies qui ont pour cause probable
des miasmes, ou des colonnes *d'insecticules invisibles*. Car
partout, et dans tous les temps, on a observé que les lieux
bien ventilés ont été à l'abri des épidémies meurtrières,
ou, si elles y ont pénétré, ce n'a été en quelque sorte que
pour mémoire; elles y ont fait peu de victimes, et n'y
ont pas exercé leur empire long-temps. Sans cette précaution d'émigration, ceux aptes à contracter le choléra, etc.,
*l'attireront sur eux*, s'il est permis de parler ainsi, *comme
l'aiguille aimantée attire à elle la parcelle de fer, ut
jàm dixi.*

D'après la manière dont je considère la marche et la
nature du choléra, il est facile de s'apercevoir que je ne
regarde pas cette maladie, toute redoutable qu'elle est, comme
l'effet de la contagion telle que les contagionistes *obligés*

*et autres* la considèrent, ainsi que quelques autres maladies graves, qui s'engendrent et marchent à peu près de la même manière pendant la saison qui leur est favorable, ainsi que dans les localités malsaines des pays chauds plus particulièrement que dans les autres.

Quoique je ne partage point l'opinion de la contagion *essentielle*, mais seulement *celle par infection*, je n'essaierai pas ici de traiter cette question : tel n'est ni mon but, ni mon devoir, bien qu'elle intéresse au plus haut degré l'*humanité*, le *commerce* et la *politique elle-même.* Les esprits ne sont pas encore assez bien préparés pour recevoir les raisons, appuyées sur l'observation, déjà bien appréciées par les médecins éclairés : nous sommes trop près de l'époque où une prétendue contagion a été solennellement décrétée réelle par une loi, et parce que, d'ailleurs, les raisons de la non–contagion n'ont pas encore assez retenti, ni assez frappé les tympans des sourds *pour cette matière,* toute scientifique, et non du ressort des cerveaux mal organisés, ou des ignorants, ou des gens de mauvaise foi.

Mais, si plus tard je termine, comme je l'espère, l'histoire des épidémies, des maladies graves que nous avons eues à combattre depuis notre entrée dans le nord de l'Afrique, j'essaierai de traiter cette question par la même occasion, afin de contribuer de mon mieux à rompre les *chaînes scientifico-vulgaires et légales* qui garrottent les petites conceptions de tant de monde, au milieu d'un siècle tout resplendissant de lumières, anciennes et nouvelles, et à la tête desquelles se trouve placée la *médecine :* car c'est en général elle qui éclaire les peuples ; c'est elle qui a fait disparaître une foule de coutumes et de préjugés si nuisibles à l'espèce humaine. *Cabanis, médecin et sénateur illustre,* l'a exprimé par l'épigraphe suivante, qu'il mit à la tête de l'un de ses excellents ouvrages : « *Voulez - vous perfectionner l'espèce humaine , cherchez-en les moyens dans la médecine.* »

*Y a-t-il plusieurs espèces de choléra-morbus ?*

L'amour qui domine la multitude pour ce qui est ou qui paraît comme nouveau , l'entraîne malheureusement vers cette idée. La plupart portent un jugement presque sur tout, sans se rendre ou pouvoir se rendre compte de quoi que ce soit. On est toujours porté à accueillir et à prôner tout ce qui paraît ou qui est réellement nouveau, et sous ce rapport, beaucoup de médecins participent du vulgaire. C'est ainsi que les erreurs se répandent aussi facilement et aussi vite que le son d'une trompette ; et, la trompette de la puissante renommée étant une fois embouchée, si la chose flatte , on s'obstine à conserver l'idée qu'on en a adoptée. C'est ainsi qu'on a dit qu'il y a plus d'une espèce de *peste*, de *fièvre jaune*, de *fièvres intermittentes pernicieuses*, de *typhus*, et en dernier lieu de *choléra*. On exagère cette idée, qui ne repose que sur de fausses apparences, relativement à toutes ces maladies. On se base sur les variétés des symptômes que ces maladies présentent, et sur leurs degrés d'intensité, modifiés ainsi par les tempéraments , les âges, les saisons, les climats et les influences des lieux particuliers où elles se développent.

Il ne peut y avoir qu'une espèce dans chacune de ces maladies graves, et ordinairement épidémiques. Ainsi, la *peste est une partout ;* la *fièvre jaune est une partout ;* les *fièvres intermittentes sont les mêmes partout,* c'est-à-dire, de la même *nature ;* le *typhus est un partout ;* la *phthisie est la même partout,* etc.

Nous venons de dire que les symptômes et l'intensité de ces maladies varient selon les causes énumérées. En effet, ces symptômes ne peuvent pas se ressembler absolument chez tous les individus, pas plus que les tempéraments et les causes qui les produisent, pas plus non plus que les idées et les physionomies des individus.

Or, puisque l'on a voulu trouver plusieurs espèces dans chacune des maladies précitées, il était naturel d'en reconnaître plusieurs aussi dans le choléra-morbus, qui se montre tantôt comme foudroyant, tantôt avec des symptômes moins violents, tantôt, enfin, très-modérés, dans le choléra épidémique, dit de l'*Inde*. Quant au choléra sporadique de nos contrées, nous ne pouvons pas le reconnaître comme un choléra semblable et de la même nature que le premier, vu que les symptômes ne sont pas les mêmes. Il n'y a qu'une apparence d'identité entre les vomissements et les déjections de la première et de la dernière affection, mais ils ne sont pas de la même nature. Ceux du choléra sporadique de nos contrées méridionales sont de matières souvent bilieuses ; d'autres fois ce ne sont que des liquides contenus dans les voies digestives, et quelques liquides qui s'y sécrètent par l'excitation d'une irritation qui les provoque (1). Les déjections et les vomissements de ceux qui sont atteints du vrai choléra sont différents : ils sont le résultat de la *fonte* plus ou moins générale de la graisse du tissu cellulaire, et de la sécrétion de la lymphe de toutes les parties du corps, qui viennent aboutir dans l'intérieur du tube des voies digestives ; il y a cyanose et algidité de tout le corps, et la plus remarquable est celle de la langue et de l'haleine. Il n'y a donc pas un choléra *européen*, *indien*, *asiatique*, *africain*, etc. Celui qui exerce ses ravages depuis quelques années en Europe est épidémique ;

_______

(1) Les vaisseaux de l'estomac et des intestins ne sont pas très-injectés, ni d'un rouge vif ; le sang des artères n'est pas noir comme dans le choléra épidémique ; les liquides des voies digestives ne sont pas non plus laiigineux.

il est venu de l'Inde, comme nous l'avons fait remarquer plus haut. Mais cette effrayante maladie ne s'est pas avancée comme un *être*; c'est tout uniment la cause qui l'occasionne et l'entretient endémiquement dans cette contrée du globe, où les localités en favorisent cette permanence. Mais il n'en sera pas de même dans notre Europe, où sa course s'est répandue, peut-être, par une influence qui a engendré les *myriades d'insectes* dont nous avons parlé. La cause qui nous l'a amené ne saurait exister toujours : nos climats ne la favorisent pas. Mais cette époque est-elle rapprochée ou éloignée? Nous ne saurions le prédire. Le choléra suit sa marche le long des mers, des grands fleuves, etc. Il est arrivé à *Oran* par les côtes d'Espagne ; il s'est introduit dans l'intérieur des terres, *ut dixi*. Il est probable qu'il envahira, *ou mieux sa cause*, tout le littoral de la Méditerranée, les villes de France, de l'Italie, de l'Égypte, la Grèce, la Turquie, etc. (1) Il ne serait même pas étonnant qu'il rétrogradât vers les pays de France qu'il a épargnés jusqu'ici ; mais il n'y serait sans doute pas de longue durée, et n'y exercerait peut-être pas d'aussi grands ravages que jusqu'ici, notamment dans les lieux où il a paru avec violence, parce qu'il ne s'y trouvera plus autant de personnes propres à le contracter que la première fois.

Pour étayer leur opinion, les partisans de plusieurs espèces de choléra disent qu'il se montre dans l'*Inde*, par exemple, avec un appareil de symptômes promptement mortels, et d'autres fois avec moins de violence : de là des espèces.

---

(1) Aujourd'hui, mois d'octobre 1836, époque de cette impression, bien retardée par des causes accidentelles et imprévues, notre prédiction se trouve vérifiée presque entièrement : *l'Italie*, *l'Égypte*, *la Turquie*, ont déjà été envahies, et, ce qui est malheureux, c'est que les médecins *italiens* s'obstinent à considérer le choléra comme contagieux, se propageant par cette seule voie.

S'il est vrai que cela se voie plus particulièrement qu'en Europe, nous n'en sommes pas étonné : c'est que là, le climat, les coutumes et plusieurs autres causes énervent les individus, ce qui ne saurait avoir lieu généralement en Europe, mais seulement chez ceux qui sont les bourreaux de leur constitution et de leur santé, par les excès en tous genres qu'ils font.

Les *Arabes*, énervés aussi par les mêmes causes à peu près que les Indiens, notamment *cum mulieribus,* devaient être par conséquent très-mal traités par le choléra, comme ils le sont également par toutes les maladies épidémiques, qualifiées en général, jusqu'ici, de *pestilentielles*. Ainsi, les différents symptômes qui se remarquent dans cette maladie ne dépendent que des circonstances qui les font naître, et non des différentes natures et espèces de choléra.

Je pense donc qu'il n'y en a qu'une seule espèce, que je nommerai choléra *indien*, pour ne pas le confondre avec le choléra sporadique de nos contrées. Et ce ne seront sans doute pas des médecins doués d'un bon génie médical, et qui auront observé le choléra, qui soutiendront une opinion contraire. Nous contribuerons davantage, nous l'espérons, à démontrer ce que nous avançons, par la division en trois degrés que nous allons donner du choléra.

*Symptômes du choléra-morbus.* Comme toutes les maladies graves, surtout celles qui règnent épidémiquement, le choléra présente des symptômes variés par leurs degrés de modération ou d'intensité. D'après ce fait, nous allons établir *trois degrés* de symptômes, savoir : un *modéré,* que nous appellerons *premier degré;* un plus élevé sera le *deuxième :* il tiendra le milieu entre le premier et le plus fort ; enfin, le plus élevé par l'intensité des symptômes se nommera *troisième degré.* Ces trois degrés sont arbitraires, mais ils sont nécessaires pour bien analyser la

maladie, en faciliter son étude, le pronostic et le traitement. Mais tous les phénomènes qui les constituent s'en-
chaînent, c'est-à-dire qu'il n'y a point de limite tranchée
entre ces divers degrés de la maladie (1). *Ces trois degrés
comprendront toute l'échelle du choléra épidémique.*

*Premier degré: symptômes.* On comprend d'avance que
le premier degré, ou le plus modéré de tous, n'est en
quelque sorte que l'existence du choléra, ou symptômes
faibles, mais il y a plus de variétés de symptômes que dans
les deux degrés suivants. Dans ce degré, la maladie prélude
souvent par un malaise plus ou moins difficile à exprimer ;
il y a souvent des coliques, avec ou sans diarrhée, mais
presque toujours cette dernière existe ; elle est d'ordinaire
liquide, souvent bilioso-laitigineuse, ou mucoso-laitigineuse,
ou couleur de raclure de boyaux ou de purée de riz sale ;
mais les déjections ne sont jamais très-abondantes ni fréquentes : elles appartiendraient alors au deuxième ou au
troisième degré d'intensité. Il y a des espèces d'engourdis-
sement des doigts, surtout de ceux des mains ; souvent des
rêves fatigants, des agitations nerveuses, des digestions
lentes, pénibles, et même de véritables indigestions, soit

---

(1) Si les auteurs avaient suivi cette marche, qui nous paraît très-
naturelle, puisque la maladie est de la même nature dans tous ses degrés,
dont une sorte de différence, qui a trompé et qui trompera probablement
encore, ne consiste que dans les degrés des symptômes caractéristiques,
nous aurions eu une bien plus grande facilité pour l'étude de la médecine,
et surtout pour le traitement des maladies. Sauvages faisait presque autant de
maladies qu'il remarquait de symptômes un peu différents dans la même
nature d'affections. De nos jours, on nous donne chaque degré de fièvre
intermittente comme une espèce particulière, ou *être indéfini ;* tandis que
ces fièvres, depuis les types quotidien, tierce ou quarte, simples, jusqu'à
la fièvre *pernicieuse,* quelle que soit la nuance ou la variété sous laquelle
elle se présente, sont de la même nature : les degrés d'intensité seuls les
différencient, et par conséquent les suites y attachées.

stomacales, soit intestinales. Dès le début de ces symptômes,
ou seulement de quelques-uns d'eux, on éprouve presque
toujours quelques crampes, parfois fatigantes ; souvent aussi
des lassitudes, de la gêne, de l'oppression dans la région
du cardia, qui s'étend plus ou moins dans toute la poitrine,
des nausées, et même des vomissements. Quand ceux-ci
sont un peu plus forts et abondants, la maladie commence
à appartenir à l'un des degrés suivants ; il y a quelquefois
un peu de cyanose ; la peau des extrémités, surtout celle
des inférieures, se refroidit sans que les malades aient toujours la conscience de cette algidité plus ou moins étendue.
Quand l'une et l'autre deviennent générales, la maladie est
au deuxième ou au troisième degré ; le pouls devient petit,
mais il ne s'efface pas entièrement : quelquefois il est plus
élevé que dans l'état naturel ; il y a même chez quelques
personnes un peu de fièvre, qui dure tantôt 24, tantôt
48 heures, à laquelle succèdent ordinairement des symptômes cholériques plus caractéristiques.

Tous les symptômes dont nous venons de faire mention
ne se rencontrent presque jamais réunis chez la même
personne : deux ou trois suffisent pour caractériser la maladie, et quand on a un peu l'habitude de l'observer, on ne
s'y trompe point ; et dans les autres degrés on ne peut pas
s'y méprendre : aucune autre affection ne ressemble à
celle-ci (1).

Mais quelque légers que paraissent les symptômes, il ne
faut pas les négliger, parce qu'en peu de temps, et au
moment où l'on s'y attend le moins, ils peuvent devenir

---

(1) Cependant, depuis que j'ai écrit cette histoire, j'ai eu occasion de
voir une dame chez laquelle le choléra s'est montré sous une forme masquée
ou larvée. Elle saliva extraordinairement, au point de devenir très-maigre
et languissante pendant long-temps ; elle eut en même temps quelques autres
symptômes qui se rapprochaient des signes ordinaires du choléra *indien*.

très-sérieux , et comme foudroyants : et l'expérience prouve
que, abandonnés à eux-mêmes , ils sont mortels. Cependant
M. le docteur *Saiget*, chirurgien aide-major très-distingué
au 2.^me de Chasseurs d'Afrique à Oran ( 1 ) , observa que
les symptômes du choléra n'étaient pas toujours mortels
sans les secours de l'art ; mais arrivés au deuxième et au
troisième degré , ils le sont toujours , du moins nous ne
connaissons pas d'exemples du contraire.

Ce premier degré des symptômes du choléra épidémique
n'est pas rare , dès que la maladie se déclare d'une manière
générale ; mais il est beaucoup plus commun vers la fin
de l'épidémie , parce qu'alors il n'y a guère plus que des
personnes qui offrent de bonnes conditions de santé , par
le bon état de leurs organes. D'ailleurs , familiarisées en
quelque sorte avec le fléau , elles sont moins timorées , et
les symptômes peuvent par conséquent avoir moins de prise
sur ces personnes que dans le principe , où tout contribue
à rendre les individus aptes à contracter la maladie : ici ,
pouvant faire couler le sang , soit par la lancette , soit par
les sangsues , on a tout espoir de sauver les malades.

*Deuxième degré du choléra-morbus.* Dans ce degré du
choléra , tous les symptômes sont plus marqués que dans
le cas précédent. Ils sont déjà intenses ; la peau de nos
cholériques était médiocrement cyanosée , les crampes aux
jambes et aux extrémités supérieures déjà fortes ; les selles
sont plus ou moins copieuses et fréquentes ; leur couleur laitigineuse , ou de purée , ou de savonnade , se des-
sine mieux , ainsi que la qualité humorale des différents
liquides du corps ; l'oppression vers le cardia , de la poitrine , et une certaine gêne dans l'abdomen , sont aussi
plus ou moins considérables ; l'ardeur du cardia et d'une

______

( 1 ) Nommé depuis chirurgien-major au 1.^er de Carabiniers.

partie, en apparence, de l'estomac, et la soif deviennent également fortes; il y a plus ou moins d'agitation chez plusieurs individus, et les angoisses se dessinent également de plus en plus. Chez d'autres cholériques, c'est au contraire de l'anéantissement qu'on remarque : c'est particulièrement chez ceux qui sont épuisés par les excès, *gaudio Veneris;* le pouls est plus ou moins petit, cependant il ne s'anéantit pas promptement dans ce cas; l'aspect de la face devient mauvais; la voix s'altère, mais pas complètement; les yeux deviennent rarement *hippocratiques;* c'est-à-dire que quand les malades sont convenablement traités en temps opportun, le sang coule en général par les piqûres des sangsues et les ventouses scarifiées : ces dernières ne sont jamais aussi efficaces que les sangsues. Il y a par conséquent, dans ce cas, de grandes chances de guérison. Les urines se sécrètent encore un peu, ce qui est toujours un bon signe; mais si elles tendent à se supprimer, c'est un des plus mauvais signes. Enfin, les symptômes ne sont pas tout-à-fait d'un aspect triste et hideux, comme dans le degré qui suit; la langue et l'haleine sont un peu froides; et si la maladie est négligée, ou le traitement retardé seulement, ces malades ne périssent sans doute pas dans l'espace de quelques heures après l'invasion du choléra (1), mais leur perte est néanmoins certaine : leur existence se prolonge de deux à quatre jours, rarement davantage. Si cet état reste ainsi stationnaire, malgré des soins dirigés selon nos meilleures

_______________

(1) Les soins assidus, si nécessaires dans cette maladie, et bien entendus, qu'on peut donner dans les maisons particulières et aisées, sont toujours plus utiles que dans les grands établissements, où le grand nombre de malades porte obstacle à un service de tous les instants. M. *Collin*, chirurgien en chef de notre hôpital d'Oran, donna ses soins à la majeure partie des cholériques des classes civiles de la ville, et il obtint de beaux succès : on lui doit de la *reconnaissance.*

méthodes, il ne satisfait pas le médecin, et il est à craindre qu'on ne puisse point s'en rendre maître, ou pour mieux dire, que les individus ne réunissent pas les conditions organiques propres pour les ramener à la santé. Si la guérison doit avoir lieu, un mieux de tous les symptômes est bientôt sensible, et il augmente ainsi promptement, et bientôt il ne reste plus aucune trace du choléra. Mais si, par défaut de soins, ou toute autre cause, les symptômes s'aggravent, la perte des malades est très à craindre.

*Troisième degré du choléra-morbus.* Dans le tableau des symptômes de ce degré, nous allons voir l'apogée de cette maladie épidémique, nouveau fléau qui jette la consternation partout où il se déclare, en immolant une foule de victimes au début et durant plusieurs jours, quelquefois pendant plusieurs semaines.

Quand la maladie commence, elle ne se montre pendant un petit nombre de jours que d'une manière isolée, mais bientôt elle attaque des maisons et des quartiers entiers ; les individus sont saisis d'une manière plus ou moins instantanée, soit qu'ils communiquent ensemble, soit qu'ils vivent isolément.

*Invasion des symptômes.* Des individus tombent, étant debout, comme anéantis, et sans pouvoir retrouver des forces pour se relever ; d'autres sont moins violemment frappés ; mais tous, à quelques variations près, éprouvent en même temps des crampes violentes aux extrémités, notamment aux jambes, qui leur arrachent des cris déchirants, des vomissements et des selles spontanés, qui se manifestent comme par explosion. Les selles sont quelquefois si copieuses, qu'un seul malade peut remplir plusieurs pots de nuit dans l'espace de quelques heures ; les vomissements sont quelquefois lancés au loin. La fonte des tissus est quelquefois si grande, que les malades se trouvent réduits en peu de

temps à une extrême maigreur. Toute la graisse, la lymphe, et
enfin les autres humeurs du corps, par un bouleversement
incroyable de toutes les parties des tissus, se sécrètent
dans les voies digestives pour déterminer bientôt les déjections et les vomissements; la couleur ou l'aspect de ces
matières est laïtigineux, ou semblable à une purée, ou à
une savonnade, ou à de la raclure de boyaux. Les extrémités
les plus éloignées du centre de la circulation se refroidis-
sent plus ou moins promptement, et successivement tout
le reste du corps arrive à un état complet d'algidité; la
langue et l'haleine sont également froides; et enfin toute
l'étendue du corps semble être plus froide que les cadavres;
et cependant ces malheureux ne se plaignent presque jamais
d'aucun sentiment de froid. Le pouls se retire en passant par
un état vermiculaire; souvent en peu de moments il s'anéantit
entièrement, et au plus tard, dans l'espace de quelques
heures. Les battements du cœur s'affaiblissent aussi en même
temps, et un peu plus tard on ne les sent plus, ou seulement un léger frémissement. La cyanose s'établit avec les
symptômes précédents, et marche presque à vue d'œil : elle
est plus ou moins considérable, et souvent à tel point, que
la peau est violette, particulièrement celle de la face, surtout chez les grands buveurs. Cet organe, la peau, se couvre
bientôt, chez la plupart des individus, d'une sueur plus
ou moins remarquable, visqueuse, ou collante aux doigts,
tantôt semi-froide, tantôt entièrement froide, selon l'état
de danger des cholériques. Bientôt encore, ou en même temps,
il se fait une congestion sanguine vers l'estomac, les intestins, le cardia et les poumons, d'où résulte de l'oppression
de cette dernière, souvent tellement forte, que les cholériques s'agitent, se plaignent qu'ils étouffent, et cherchent,
avec une sorte d'avidité, de l'air pour leur rendre la vie
qui semble leur échapper. Ils sentent une ardeur extrême

au cardia et une soif inextinguible, des angoisses inexprimables qui font faire des gémissements continuels aux malades ; souvent ils jettent aussi leur couverture au loin, cherchent à sortir de leur lit, et cependant ils ne peuvent ni marcher, ni se tenir assis. En général, les urines ne se sécrètent plus : ils n'en rendent par conséquent plus, et néanmoins ils éprouvent quelquefois un sentiment de besoin d'uriner. Dès le commencement des symptômes, et souvent avant leur entier développement, il y a des vomissements et des selles spontanés et pressants ; les matières qui les composent ne sont pas de nature stercorale : ce sont, comme il a été dit, les humeurs blanches de toute espèce qui se sécrètent dans les voies digestives avec une étonnante rapidité. Alors les yeux se trouvent enfoncés au fond des orbites par la fonte rapide du tissu cellulaire graisseux qui se trouve en grande quantité derrière les globes des yeux ; mais cet enfoncement des yeux n'a lieu que dans cet état prompt de maigreur amené par le choléra, et par conséquent cela se voit moins généralement que certains auteurs l'ont donné à entendre. Par cet état général d'amaigrissement rapide du corps, la peau se ride, comme dans la vieillesse, chez les jeunes comme chez les adultes, de sorte que ces malheureux cholériques deviennent méconnaissables : ils ont un aspect de cadavre hideux ; la voix est toujours plus ou moins altérée, l'aphonie est souvent complète, et les yeux deviennent *hippocratiques chez ceux qui ne présentent pas de ressources à l'art.* Ces symptômes si violents font périr la majeure partie de ceux qui en sont atteints : ils ont lieu, en général, chez les individus qui ne se trouvent pas épuisés par d'autres causes antérieures, lors de l'invasion du choléra. Chez ceux au contraire qui sont plus ou moins épuisés au moment du développement des symptômes, il y a une sorte d'anéantissement universel, et par cela même les symptômes paraissent plus modérés : mais ce n'est qu'une apparence illusoire, et ils n'en sont pas moins à craindre ; la cyanose est moins prononcée, quelquefois elle est à peine apparente ; les crampes, les vomissements, les selles, moins copieux, moins fréquents et moins pressants ; il n'y a pas de grandes souffrances, ni de grandes agitations, comme dans le premier cas ; il y a au contraire, ordinairement, de l'assoupissement et de l'indifférence pour ce qui est autour de ces malades et pour tout ce qui les intéresse ; le pouls se retire cependant plus ou moins promptement, et s'éteint de même que dans l'autre état des cholériques ; la langue et l'haleine ne paraissent pas aussi froides que dans le cas précédent. Interrogés, ils disent qu'ils se sentent profondément frappés partout, et comme d'une atteinte mortelle dans tout le système vital : il leur semble que la mort les presse, les anéantisse promptement et graduellement. Quelques-uns sentent une sorte de broiement dans la région lombaire, comme si ce sentiment avait son siège dans la colonne vertébrale, et comme si une roue énorme passait pour écraser cette région. Cette dernière sensation ne dure pas long-temps, et dès qu'elle cesse, ils s'affaissent entièrement pour ne plus se ranimer. La peau se couvre en général d'une petite sueur semi-froide et plus ou moins visqueuse. Nous avons dit que cet état était le partage de ceux qui sont plus ou moins épuisés, *maximè Veneris gaudio.*

Un grand nombre de cholériques de ce troisième degré, soit qu'ils appartiennent à la nuance des symptômes qui se montrent avec une grande violence, soit à la dernière, c'est-à-dire celle des symptômes en apparence modérés, éprouvent souvent dans l'un et l'autre cas, s'ils résistent au-delà de 24, 30 ou 40 heures, c'est-à-dire quand ils surmontent en général les premiers symptômes ; éprouvent, dis-je, une réaction circulatoire, d'où résultent de nouveaux accidents, qui augmentent au fur et à mesure que les premiers cessent ; la congestion de l'estomac et des autres parties citées se change en gastro-entérite ou en gastro-entéro-céphalite, quelquefois en pneumonée, quelquefois en encéphalite seule : la gastro-entérite ou gastro-entéro-céphalite est quelquefois de *nature typhoïde*, ou elle en a du moins l'apparence. Cette affection consécutive est toujours plus ou moins grave : beaucoup de malades en périssent, après avoir vu dissiper les vrais symptômes cholériques.

Il devient urgent de combattre ces nouveaux symptômes, quand ils ne sont pas entièrement de *nature typhoïde*, par les saignées générales, et plus particulièrement par les saignées locales, et toujours sans timidité : sans cela les malades périssent en général ; mais en agissant comme nous le conseillons, on en sauve un bon nombre.

Il y a de l'assoupissement semi-comateux, et souvent un coma complet, dans plusieurs cas ; le pouls est plus ou moins grand, et même dur ; la langue est rouge, aride ou sèche, roussâtre, et chez plusieurs brune ou fuligineuse ; la tête est prise, il y a une douleur sourde et profonde, etc.; la respiration est quelquefois stertoreuse.

*Terminaison du choléra-morbus.* Le choléra se termine par la guérison, la mort, ou par une seconde affection, ou par une faiblesse des voies digestives, ou par une mutilation de quelque partie. La faiblesse des voies digestives peut se prolonger pendant long-temps, et maintenir les individus dans un état valétudinaire. Cet état peut se terminer lui-même par une inflammation de quelque partie, soit avec un dépôt, soit autrement. Ces crises ramènent ordinairement la santé dont on jouissait avant le choléra. La mutilation de quelque partie peut être indéfinie, ou seulement temporaire. Un jeune soldat de 24 ans eut les deux testicules atrophiés, ce qui s'opéra rapidement pendant la violence dès symptômes ; il a été réformé : il n'est pas présumable qu'il se rétablisse de cette atrophie organique.

Dans les premiers temps de l'épidémie du choléra, il périt une grande partie des cholériques ; vers le milieu, époque où il y a une masse plus ou moins considérable d'individus atteints à la fois, les guérisons sont plus nombreuses relativement au nombre des malades. A mesure qu'on s'éloigne de l'invasion, on en sauve toujours davantage, relativement au nombre de ceux qui sont attaqués.

Les symptômes essentiels du choléra disparaissent en deux, trois ou quatre jours, quelquefois plus tôt, et quelquefois après quatre jours.

La convalescence des cholériques est variable, selon les dispositions antérieures de la santé des malades. Quelques-uns se trouvent bien, huit ou dix jours après la disparition des symptômes du choléra. Un assez grand nombre de nos militaires de la garnison d'Oran, malades, ou plus ou moins fatigués par l'influence du climat, prolongeaient péniblement leur convalescence : il devint indispensable d'en envoyer plusieurs en congé de convalescence en France ; mais il est à remarquer que peu retombèrent malades du choléra.

Quelques-uns virent disparaître une diarrhée chronique, dont ils ne pouvaient se débarrasser depuis plusieurs semaines (1). La maladie laissa chez quelques-uns une atteinte plus ou moins profonde du système nerveux, etc., dont ils se ressentirent pendant plusieurs semaines : mais, en général, le choléra ne laisse aucune trace de son attaque, quoique violente.

_______________

(1) *M. Thomas*, chirurgien aide-major distingué, qui fit le service de nos fiévreux pendant une partie du règne du choléra d'Oran, dit ne pas avoir vu un seul *dysentérique* être atteint du choléra. Je ne puis pas en dire autant ; j'en ai au contraire vu plusieurs qui en furent fortement attaqués, surtout dans le commencement de l'épidémie ; et vers la fin,

Chez un très-grand nombre, il succédait aux symptômes du choléra, surtout quand ils étaient forts, et qu'ils avaient lieu chez des individus non épuisés, une forte inflammation de l'estomac, et souvent des intestins en même temps, des méninges, de l'encéphale, du poumon, etc. (dont il est fait mention plus haut).

Lorsque le choléra récidivait chez un individu, par une cause quelconque, les symptômes étaient à peu près les mêmes que la première fois; ils ne différaient que par l'apparence d'une moindre intensité : cela dépendait de l'affaiblissement occasionné par la première atteinte.

*Pronostic sur le choléra.* L'algidité complète, avec la disparition du pouls; quand la face est fortement cyanosée, violette, ou bien si la cyanose était d'un rouge gris sale ou plombé; et si en même temps, dans l'un et l'autre cas, les yeux, ou l'un seulement, restaient à demi ouverts pendant que les cholériques étaient assoupis, ce qui constitue l'état *hippocratique,* le cas était mortel. Si l'agitation était grande, si les malades se tourmentaient, jetaient les couvertures loin d'eux et leurs membres au hasard, et s'ils cherchaient à sortir de leur lit, le cas était en général sans espoir. La cessation du pouls, soit avant, soit pendant qu'on donnait des secours aux malades, indiquait leur perte prochaine; la sueur froide, visqueuse et collante, dé-

---

un jeune soldat qui garda une *dysenterie* assez forte pendant dix jours, répugnant d'entrer à l'hôpital: cependant, devenu très-épuisé, il se détermina à faire connaître sa maladie et à entrer à l'hôpital. Il ne tarda pas à être pris de symptômes cholériques, bien qu'il fût placé dans une salle de fiévreux ordinaires, *d'où j'avais prescrit d'envoyer dans mes salles de cholériques tous ceux qui seraient pris de l'épidémie régnante,* ce qui se faisait à l'instant qu'un symptôme commençait à se montrer. Ce jeune soldat me fut apporté, il était alors épuisé et comme anéanti; les symptômes n'occasionnaient pas de grandes souffrances; mais il s'éteignit quinze heures après leur invasion.

notait aussi un état très-grave ; une forte oppression de la poitrine, qui faisait rechercher aux cholériques un air qu'ils espéraient trouver plus vivifiant que celui qu'ils respiraient, était un cas presque toujours mortel. Les vomissements et les déjections pressants et abondants, de matières couleur de petit-lait non clarifié, ou de savonnade, ou de raclure de boyaux , dénotaient un cas fréquemment mortel. Quand on ne pouvait pas faire couler le sang , soit par la lancette , soit par les sangsues *surtout*, les malades périssaient. L'aphonie complète était un signe aussi dangereux que les précédents. Les crampes violentes indiquaient toujours une grande gravité de la maladie, mais les cas n'étaient pas toujours très-dangereux ; souvent elles cédaient aux frictions et aux saignées. Si l'ardeur du cardia et la soif étaient extrêmes, le cas était fréquemment mortel ; la suppression de l'urine était un mauvais signe. Tous ces symptômes pouvaient se rencontrer chez le même malade : alors le cas était très-grave, et le plus souvent mortel.

Voici maintenant les signes de bon augure ou qui laissent de l'espoir. Si la face ne s'éloignait pas extrêmement de l'état naturel ; si les yeux se fermaient complètement pendant l'assoupissement, il y avait beaucoup d'espoir de voir une heureuse terminaison de la maladie. Si la cyanose n'était pas extrême, plutôt rouge que violette ; si le pouls se soutenait en même temps, quoique petit, même filiforme, le malade n'était pas en général en danger. Si l'oppression de poitrine était supportable, ainsi que l'ardeur du cardia et la soif, et si ces symptômes, dans cet état, étaient le résultat de moyens employés, on pouvait espérer une prompte guérison. Quand l'urine ne se supprimait pas entièrement, ou si elle recommençait à couler après avoir cessé, c'était un des meilleurs signes de guérison, malgré l'intensité de quelques autres symptômes.

Lorsque l'on pouvait obtenir la valeur d'une bonne saignée par la lancette, et si les piqûres des sangsues coulaient, soit lentement, soit plus abondamment, et que les symptômes s'amélioraient sous ces évacuations, la guérison était certaine et prompte. Si l'algidité, ou froid du corps, était faible ; si surtout, dans ce cas, la sueur s'établissait et se vaporisait au fur et à mesure, le cas était également du plus heureux présage. Enfin, toute amélioration sous un traitement laissait un espoir fondé, surtout si elle se soutenait et allait en augmentant. La cessation graduelle, lente ou rapide des symptômes, accompagnée du bien-être du malade, de quelque gaieté, du désir de prendre quelque aliment, on pouvait regarder la maladie comme entièrement terminée ; mais on devait prendre les précautions que des cas aussi graves réclamaient, afin d'éviter une récidive ou tout autre accident.

*Traitement du choléra-morbus.* Le traitement du choléra est loin d'être bien fixé, dit-on, comme celui de plusieurs autres maladies. Cependant il y a des méthodes que l'expérience a prouvé être efficaces, notament celle qui consiste en des évacuations sanguines. Plusieurs moyens ont été essayés, cela ne pouvait être autrement : les médecins, surpris par l'apparition prompte d'une maladie nouvelle dans nos pays, et qui s'est annoncée avec des symptômes presque foudroyants, ne pouvaient être tous bien aptes à rencontrer, dès l'abord, un moyen efficace. S'annonçant avec un état plus ou moins complet d'algidité de toute la surface du corps, même de la langue et de l'haleine, on n'osa pas songer au moyen le plus convenable de tous : il était réservé à l'auteur de la médecine physiologique de l'employer dès le début du choléra dans la capitale de la France où il réside. Nous pouvons penser qu'on a été retenu, et qu'un grand nombre, qui ne cherchent pas à connaître ce que la pratique peut apprendre sur cet important sujet, seront retenus encore long-temps d'employer les saignées générales et locales, parce que dans les fièvres algides, avec lesquelles on a pu trouver beaucoup d'analogie avec le choléra, quoique l'algidité de ces fièvres pernicieuses ne soit que partielle, *et où il faut se garder de tirer du sang*, le même traitement qui guérit les autres fièvres intermittentes réussit également ici, c'est-à-dire la quinine et les excitants locaux externes.

Le choléra ayant commencé à paraître dans le nord de l'Europe, les médecins de ces contrées, très-érudits sans doute, mais polipharmaques encore, devaient mettre en usage des formules plus ou moins savamment combinées, mais auxquelles la maladie ne cédait que rarement. On observa à Varsovie que les Juifs, qui se bornèrent à des boissons délayantes, que l'ardeur et la soif intense faisaient par intérim réclamer aux cholériques, furent ceux qui comptèrent le plus de guérisons. Les Anglais, *engoués de leur calomel*, et dont ils usèrent largement, n'obtinrent que peu de succès.

En France, et à Paris surtout, chaque médecin fut animé du plus noble zèle pour secourir les infortunés cholériques pendant l'épidémie qu'ils eurent à combattre ; mais chacun de ces médecins tâchant de trouver un moyen en particulier pour combattre efficacement la maladie, rien ne fut plus varié que les traitements qu'ils mirent en pratique : de là absence de base générale de traitement établie sur des résultats généralement satisfaisants. Chacun a prétendu, d'après quelques succès épars, avoir une bonne méthode : on en obtient quelques-uns avec toutes les méthodes, a-t-on dit. Cependant, les efforts d'un grand nombre de ces honorables et savants médecins sauvèrent de l'affreuse épidémie un nombre considérable de cholériques, dont la ville entière leur en a témoigné une vive reconnais-

**M.** le professeur *Broussais* reconnut, dès l'invasion du choléra, l'effet de la cause de cette épidémie qu'il eut à combattre au *Val-de-Grâce :* c'est la congestion sanguine vers l'estomac, les intestins, le cardia et les poumons ; il fit couler hardiment le sang, par la lancette et les sangsues, pour dégorger promptement ces organes menacés : car c'est ainsi qu'il faut, je crois, entendre les bons effets de cette base de traitement. Dans le principe, ses succès furent moins nombreux que plus tard, à cause de *l'état* des sujets qui sont attaqués les premiers. L'envie ne manqua pas de les exagérer et les décrier, comme elle a décrié sa doctrine. Mais bientôt des sujets susceptibles de guérison ayant été attaqués à leur tour, les succès se multiplièrent de plus en plus, et vers la fin il n'en mourait presque plus, comme on a pu le voir dans les deux leçons si remarquables que ce professeur fit sur ce sujet quelque temps après que le choléra avait commencé. Je n'eus l'avantage de connaître ces leçons, ni par conséquent la base de traitement de leur auteur qui s'y trouve exposée, qu'après avoir combattu moi-même le choléra d'Oran. Mais ayant réfléchi d'avance sur les moyens que je mettrais en usage si j'avais à traiter cette épidémie, j'avais arrêté dans ma pensée que j'agirais d'abord par les évacuations sanguines, et quelques autres moyens qu'on va voir plus bas ; et les ayant vus réussir, je ne dus pas la changer. Je fus donc convaincu par l'expérience, quoique dans le principe les succès ne fussent pas généralement satisfaisants, que c'était la meilleure base de traitement connue jusqu'ici : elle est, comme on peut en juger, à peu près la même que celle de M. Broussais. A mesure que j'observais, je me convainquis aussi qu'il fallait employer cette base de traitement ( les saignées générales et locales ) avec hardiesse. En les pratiquant avec modération, on n'obtient qu'une légère amélioration dans les symptômes, qui reparaissent bientôt dans toute leur intensité, et il est trop tard pour réparer le peu de temps qu'on a perdu. Si le sang ne peut pas couler d'abord, soit par les ouvertures des veines des bras, soit en même temps par les piqûres des sangsues, car il faut les appliquer aussi de suite, il ne faut pas se décourager : les malades, dans cet état, périront inévitablement si on les abandonne. Il faut donc insister sur les moyens que la pratique m'a appris être les plus efficaces jusqu'ici ; on réapplique des sangsues en grand nombre à mesure qu'elles tombent, si un grand nombre de piqûres ne continuent pas à fournir du sang d'une manière satisfaisante ; on applique par-dessus les piqûres des ventouses, afin de tâcher de les faire saigner abondamment : le succès dépend de cet effet. Il ne faut pas craindre d'affaiblir trop les malades : il vaut mieux aller au-delà de la quantité nécessaire de sang tiré, que de rester en deçà ; cependant il ne faut pas réduire les malades à un état exaugue, surtout si avant l'attaque du choléra ils n'étaient pas un peu robustes.

Mais n'existe-t-il pas une meilleure méthode de traitement que les moyens ci-dessus et ceux dont il va être question? Nous le pensons. Persuadé que le choléra dépend d'une cause *empoisonnante* répandue dans l'air, et qui consiste en des *myriades d'insectes invisibles à l'œil nu*, qui sont par colonnes immenses, qui occupent des étendues considérables de pays, susceptibles de se déplacer selon les vents ou d'autres qualités extraordinaires de l'air, et favorisées par certaines conditions locales, soit par la température chaude et humide, etc., soit par d'autres causes en même temps, je pense, dis-je, qu'il existe un agent qui neutralisera la cause empoisonnante.

Ainsi, espérons que la *réflexion*, l'*observation*, la *chimie*, ou le *hasard*, mettra les médecins à même de guérir autant de cholériques qu'il sera possible de le faire. Mais ce que nous pouvons assurer ici, c'est qu'il ne sera jamais possible de les guérir tous, même le médecin étant appelé au moment de l'invasion de la maladie : la cause du choléra frappe souvent les individus d'une manière trop violente, dont les organes sont déjà altérés par d'autres affections, qui ne laissent point dans ce cas de ressources à l'art ; les personnes qui ont une frayeur invincible du choléra ont également tout à re‑douter. Il y a eu, et il y aura donc encore des victimes du choléra, bien que le véritable remède fût déjà connu. Mais le vulgaire ne voudra jamais se le persuader : il lui faudrait du merveilleux, pour lequel il est toujours enclin ; il lui faudrait même des miracles, qu'on n'a sans doute jamais faits : et beaucoup de médecins sont du vulgaire sous ce rapport, puisque sous prétexte qu'on n'a pas trouvé un spécifique contre le choléra, ils ne cherchent point à connaître les moyens qui ont réussi le mieux déjà. Aussi, quand le hasard veut qu'ils soient appelés à traiter cette épouvantable maladie, sont-ils réduits à employer quelques pitoyables recettes routinières qu'ils choisissent dans leur grand embarras, selon l'idée que les symptômes du choléra leur inspirent ; et le froid général du corps, les selles et les vomissements leur en inspirent trop souvent de contraires à celles qui conviennent, et l'on peut s'imaginer quels sont les résultats qu'ils obtiennent.

D'après la *France pittoresque*, c'est dans le département des Côtes-du-Nord (Bretagne) que les médecins ont obtenu les plus beaux succès. Quelle a été leur base de traitement ? on ne le dit pas : elle serait utile à connaître. Je n'essaierai pas de passer en revue les divers moyens employés, dont quelques-uns sont à ma connaissance, ne les jugeant pas utiles : tel n'est point mon but dans une histoire particulière du choléra. Je vais donc aborder le traitement que je mis en pratique à Oran, et que je ne changeai pas (1). Je n'indiquerai pas un traitement particulier pour chaque variété des symptômes du choléra, il est à peu près le même pour tous les trois, comme je viens d'en donner une idée en passant. Le voici : je faisais saigner largement les malades dès qu'ils étaient apportés à l'hôpital militaire, si le sang pouvait couler ; mais souvent, surtout dans le commencement de l'épidémie, le pouls ne battait plus quand ces cholériques entraient, et il ne sortait plus alors des deux bras que je faisais piquer, que le sang noir qui se trouvait arrêté dans les veines : peu de temps suffisait pour amener l'entière cessation de la circulation du sang. Cet état était des plus graves, peu de malades pouvaient en être guéris. Si, comme cela arrivait presque toujours, excepté lorsque les individus étaient très-épuisés avant d'être pris par le choléra, il y avait en même temps de l'oppression, de l'ardeur au cardia et dans la poitrine, etc., je faisais appliquer en même temps de cinquante, soixante, quatre-vingts à cent sangsues à l'épigastre, en les disséminant dans l'abdomen ou sur la partie inférieure de la poitrine, selon que ces parties me paraissaient embarrassées par la congestion. Mais, dans ce même état si grave, les piqûres ne donnaient souvent que peu ou même point de

---

(1) Je reconnus tellement l'utilité des évacuations sanguines, que je provoquai, dans une de nos réunions sanitaires chez *M. le général baron Desmichels*, commandant supérieur de la division d'Oran, un ordre exprès, qui serait donné par le général à tous les chirurgiens des corps, de saigner largement, *et sans observations*, tous les cholériques, aussitôt qu'ils seraient appelés à les visiter, avant de les faire porter à l'hôpital. Cet ordre, que je n'aurais pas provoqué dans toute autre circonstance, parce que les chirurgiens des corps sont censés savoir ce qu'ils ont à faire en visitant les hommes de leurs régiments ; mais, dans une calamité semblable, mon devoir était de réclamer tous les moyens qui me paraissaient intéresser la santé de la garnison. Cet ordre fut exécuté aussi ponctuellement que possible, et les résultats furent très-remarquables.

sang; je les faisais réitérer par masses et sans retard, et plusieurs cholériques furent sauvés par cette persévérance; je faisais appliquer des ventouses par-dessus les piqûres, pour attirer le sang au dehors. Et je me plais à témoigner ici ma reconnaissance aux jeunes sous-aides chargés d'exécuter mes prescriptions : MM. *Giuliani*, *Duparges*, *Lamonta* et *Kroner*, pour le zèle, le rare courage et l'aptitude qu'ils montrèrent pendant cette circonstance calamiteuse; le jeune *Morelle*, sous-aide chirurgien; *Sommerfogel* et *Marc*, sous-aides en pharmacie, qui succombèrent à cette épidémie : ils furent saisis et tombèrent au milieu de leurs fonctions! Presque tous ces messieurs furent atteints aussi du choléra; M. Duparges montra même un courage rare, pendant les plus violents symptômes, dans une première attaque et une rechute.

Lorsque le sang pouvait couler convenablement, j'avais l'avantage de voir les symptômes s'apaiser graduellement, et la guérison des malades s'en suivre. Je faisais faire des frictions souvent réitérées aux extrémités, tant supérieures qu'inférieures, composées avec l'alcool ammoniacé; je prescrivais des boissons gommeuses, ou des limonades citriques gommées ou simples; des sinapismes étaient appliqués et plus ou moins souvent réitérés aux pieds, aux jambes, ou aux cuisses. Si l'ardeur du cardia et la soif n'étaient pas très-intenses, je faisais prendre des potions diffusibles et calmantes, que je variais ainsi : premier degré de la potion, 18 gouttes de teinture d'opium, autant d'éther, et 12 gouttes d'ammoniaque liquide; deuxième degré, 24 gouttes de teinture aqueuse d'opium, autant d'éther, et 18 gouttes (un gramme) d'ammoniaque liquide; troisième degré, 30 gouttes de la même teinture, 36 d'éther et 24 d'ammoniaque liquide. Je donnais les unes et les autres selon la modération ou la gravité des cas; mais j'avais toujours soin de les porter d'autant moins loin, que l'ardeur au cardia et de ses parties voisines était plus grande ; je les suspendais même dès que ces symptômes augmentaient. Ces potions parurent utiles souvent ; elles contribuèrent à ramener la circulation et à provoquer une transpiration et même une sueur plus ou moins abondantes. Mais dans une foule de cas, surtout dès le début du choléra, ces heureux résultats n'eurent lieu que rarement, et tous les autres moyens échouaient également, parce que les individus, déjà malades, épuisés, ou très-timorés, n'offraient pas des conditions suffisantes pour guérir.

Peu de jours après l'invasion de l'épidémie, je prescrivis de l'eau albumineuse, faite avec trois blancs d'œuf battus dans un litre d'eau fraîche ; j'en permettais l'usage à discrétion : cette boisson très-douce parut être utile comme moyen auxiliaire. Mais je regrettais de ne pas avoir à ma disposition de la glace, qui, sous un petit volume, aurait mieux étanché la soif intolérable que la plupart des malades éprouvaient, et il y aurait eu moins de vomissements, qui fatiguent toujours les malades : car les grandes quantités de boisson ne pouvant pas être digérées facilement, surtout dans ce cas, doivent nécessairement être rejetées avec plus ou moins de violence, et fatiguer les malades. Je conseille donc à ceux qui en ont la facilité, de ne donner que les plus petites quantités possibles de boissons, qui ne sont qu'un moyen très-secondaire. Je prescrivais aussi, dans les cas de selles abondantes, des demi-lavements émollients, dans lesquels je faisais ajouter un demi-gros de teinture aqueuse d'opium et autant d'éther, et que je faisais réitérer deux et même trois fois en vingt-quatre heures. Ces demi-lavements me parurent plus efficaces que les potions ci-dessus ; les selles et les vomissements se ralentissaient, et finissaient par s'arrêter entièrement chez un bon nombre de malades, et c'était presque toujours de bon augure.

Quand les symptômes n'étaient pas extrêmement intenses, que le pouls se sentait encore un peu, et que l'on pouvait obtenir un peu plus ou un peu moins de sang par la lancette et les sangsues, alors on pouvait avoir de l'espoir; on réitérait la saignée du bras et les applications de sangsues à l'épigastre et au cardia jusqu'à ce que les symptômes eussent disparu, ce qui ne tardait pas au-delà de deux jours ordinairement, si les malades devaient guérir. Je ne négligeais pas les frictions indiquées, ni les potions, si l'état du cardia et de l'estomac le permettait; mais je les modifiais plus ou moins, selon le degré des symptômes dont il vient d'être question; car ce médicament, calmant et diffusible, opérait d'autant mieux qu'il y avait moins de soif et d'ardeur à l'estomac et ses parties voisines; les sinapismes souvent réitérés sur les parties déjà indiquées furent aussi un bon moyen.

Lorsque les symptômes étaient encore moins intenses, ce qui ne se vit que rarement, on proportionnait tous ces moyens à leurs degrés.

Quelques cholériques retombèrent dans leur premier état, après avoir vu disparaître leur première attaque, et se trouvèrent alors plus ou moins épuisés; ils durent presque toujours ces rechutes à quelque écart de régime ou à tout autre. Il fallait sans hésiter recommencer le même traitement: il était toujours le seul qui réussît le mieux. Mais on peut penser que les saignées ne devaient pas être poussées aussi loin que la première fois; l'appréciation des forces du malade et une certaine habitude de juger de leur état général faisaient plus que la plume ne saurait l'indiquer. Plusieurs de ces malades guérirent; mais ces rechutes sont toujours à redouter.

### RÉACTION APRÈS LES SYMPTOMES CHOLÉRIQUES DISSIPÉS.

Après que les symptômes cholériques furent dissipés, il survint chez plusieurs malades une réaction plus ou moins forte, dont le principal effet était une forte gastro-entérite, avec sécheresse, aridité ou rousseur de la langue, et une forte congestion dans les membranes du cerveau. Cette affection consécutive étant une véritable inflammation, c'était encore les saignées générales et locales auxquelles il fallait avoir recours ; il ne fallait même pas les ménager plus que dans les symptômes du choléra lui-même ; le pouls devenait dur, et l'embarras de la tête était porté jusqu'à l'assoupissement le plus profond. Je faisais pratiquer une ou deux saignées plus ou moins fortes, selon l'intensité des symptômes et les forces des malades, et appliquer 40, 50 à 80 sangsues, réparties entre la région épigastrique, ombilicale, les tempes, ou sous les angles de la mâchoire inférieure. Elles produisaient en général les bons effets que j'en attendais ; mais ces symptômes présentaient presque toujours une sorte de ténacité : il fallait revenir une ou deux fois aux sangsues. Les ventouses étaient loin d'être aussi efficaces que les sangsues : ces dernières opèrent toujours de meilleurs effets, en raison d'un long écoulement de sang qu'elles procurent. Or, comme les symptômes étaient graves, il était de mon devoir urgent de me servir du meilleur moyen possible. Ces accidents cédèrent en général, et les malades se rétablirent très-bien. Mais il y en avait chez qui l'on ne pouvait pas se rendre maître de ces derniers symptômes. La congestion vers le cerveau, qui dégénérait promptement en inflammation, désorganisait les enveloppes de cet organe. Il était très-urgent de détourner, le plus promptement possible, les symptômes qui occasionnaient ces désordres. Après les premières évacuations sanguines, les révulsifs énergiques, tels que les sinapismes aux pieds, ou aux jambes, ou aux cuisses en dernier lieu, étaient aussi d'un grand secours. Je n'ai pas besoin de dire que les boissons délayantes convenaient en pareil cas, et une diète absolue.

Dans les symptômes du choléra, j'essayai quelques moyens prônés par des auteurs, entre autres la potion *de rivière,* mais je n'en obtins aucun bon effet, ni de quelques autres recettes qu'on a annoncées comme très-bonnes, faute de mieux sans doute. Un médecin des bords de la Méditerranée (espagnol) avait recommandé de faire prendre aux cholériques un demi-verre d'huile répété fréquemment, jusqu'à extinction des symptômes du choléra, prétendant qu'elle ne faillissait jamais. Des Espagnols habitant Oran prônaient partout ce moyen, au point que quelques – uns s'étonnaient, me dit-on, de ce que l'autorité ne m'ordonnait pas d'en faire usage à l'hôpital militaire, du service médical duquel j'étais chargé (1). Mais tout se réduisit à ce que je pensais d'avance, c'est-à-dire que cette huile ne servit qu'à donner des indigestions aux malades, et à provoquer de plus grands vomissements. Si quelques individus qui l'ont employée n'ont pas péri, ils peuvent être certains que cela a tenu à ce que ces malades avaient des symptômes peu intenses, et peut-être à quelque autre moyen employé en même temps, et surtout aux efforts bienfaisants de la nature. Quelques militaires me furent apportés à l'hôpital, ayant déjà fait usage de l'huile prônée ; mais aucun ne put me dire avoir obtenu quelque succès de ce corps indigeste. Moi-même j'eus la curiosité de la prescrire, selon l'indication connue, à trois cholériques : ils périrent ; il est vrai que leurs symptômes étaient violents : je l'abandonnai

---

(1) L'autorité ne s'immisce pas dans nos prescriptions. (*Réglement des hôpitaux militaires.*)

donc de suite. Voilà cependant comme la renommée peut accréditer des moyens erronés, et empêcher quelquefois de faire usage, à leur place, de ceux qui sont efficaces.

Un état différent, sous le rapport de la santé des cholériques, antérieur, méritait une attention particulière de la part du médecin : c'était celui de ces hommes épuisés par une maladie quelconque, ou par un état valétudinaire, ou par l'extrême fatigue, ou les plaisirs *Veneris,* etc. Chez eux, comme il est dit ailleurs, la vitalité est plus ou moins faible. Les symptômes paraissent moins violents que chez les individus qui sont dans un état opposé, mais ils n'en sont pas moins dangereux. En effet, on ne voyait pas chez ces cholériques de grandes agitations, ni une cyanose très-prononcée, ni de violentes crampes ; mais on observait au contraire un anéantissement considérable. Ils ne s'inquiétaient que peu ou point de ce qui les entourait ; il y avait, presque dès le début, de la somnolence, et quelquefois un véritable état comateux. Le traitement devait être modifié en conséquence. Si le pouls n'avait pas entièrement disparu, je faisais saigner plus ou moins, selon les forces antérieures du malade, et appliquer des sangsues à l'épigastre et sur la région cardiaque. J'insistais, et je comptais plus sur les dernières, ainsi que sur les frictions déjà indiquées, et les sinapismes réitérés, que sur la saignée par la lancette ; ensuite sur les potions opiacées, et quelquefois éthérées, lorsque l'épigastre n'était que peu ou point pris, et que la soif n'était pas forte. Mais, en général, on pouvait administrer ces médicaments internes plus hardiment que chez les autres malades, parce que l'anéantissement, effet d'un épuisement, l'indiquait ; et parce que d'ailleurs l'oppression de poitrine était toujours moins prononcée aussi : quelquefois il en existait à peine ; mais, je le répète, il fallait pousser d'abord la saignée et les sangsues aussi loin que possible.

Il guérit plusieurs de ces malades ; mais, il faut le dire, la plupart périssent, et quelques-uns en 15 ou 24 heures, ou même avant ce court espace de temps. Ceux-ci s'éteignaient, tandis qu'un grand nombre d'autres étaient tourmentés presque jusqu'au dernier soupir par l'ardeur au cardia, l'oppression de la poitrine, et souvent les crampes, les vomissements, les selles, et la soif intolérable : c'étaient les cholériques de la première catégorie.

L'infusion de thé est donnée avec avantage, dès que ces symptômes sont presque dissipés. J'en ai souvent prescrit deux, trois et jusqu'à quatre tasses par jour à des malades qui n'éprouvaient plus de ces symptômes de congestion et d'irritation, surtout s'il succédait de la débilité ; le goût se trouvait en même temps flatté, car les malades avaient soin de le réclamer. Cette infusion peut être donnée avec le plus grand avantage au début du choléra, lorsque celui-ci ne se montre pas d'abord par des symptômes violents ; elle peut provoquer la sueur, dont il faut profiter, et résoudre ainsi la maladie dans sa naissance.

*Convalescence des cholériques.* La convalescence des cholériques, comme celle de tous ceux qui ont essuyé une maladie grave qui a fortement porté sur le système nerveux, est difficile à conduire d'abord. Les convalescents rechutent par des causes légères, surtout certains individus, qui font consister le bonheur du moment dans l'abus des boissons excitantes, n'importe la qualité pour eux : or, rien n'est plus propre à occasionner le choléra et à le rappeler, que ces genres d'excitants. On reconnaît que la convalescence s'établit à la cessation plus ou moins marquée des symptômes de la maladie ; on connaît qu'elle est entière au rétablissement des fonctions qui se trouvaient dérangées par l'effet de la maladie, au bien-être général, à la gaîté, et surtout au rétablissement de la sécrétion et de l'émission de l'urine après la diminution ou l'entière cessation des symptômes ; car elle cesse de se sécréter, et par conséquent de couler, lorsque les symptômes du choléra sont un peu intenses. On reconnaît encore que la convalescence s'établit au désir et au besoin que les malades éprouvent de prendre quelque substance alimentaire , ou quelque boisson dont ils ont l'habitude.

*Régime des convalescents*. On doit être fort prudent dans l'usage des aliments et des boissons. Un bouillon maigre ou à la volaille est convenable dès que les malades désirent prendre quelque chose ; les potages légers au riz , à la semoule, au vermicelle , un lait de poule , une crème au riz , des fruits cuits , des œufs à la coque frais , le poisson léger également frais, se donnent ensuite ; puis on passe graduellement à une nourriture plus substantielle ; mais il est convenable de consulter le goût du malade , car un aliment ou une boisson pris sans plaisir peuvent être nuisibles, en occasionnant une digestion pénible. Il ne faut jamais forcer un convalescent à prendre , s'il ne l'appète pas , un aliment , quoique la raison dise qu'il paraît con-venable.

### AUTOPSIES CADAVÉRIQUES. EXTÉRIEUR DES CORPS.

Les sujets épuisés avant le choléra par une cause quelconque ne sont pas très-cyanosés. Cette couleur de la peau est peu remarquable chez la plupart de ces cadavres ; elle a une nuance légèrement cyanosée, avec une teinte d'un gris sale ; les muscles ne sont pas aussi fortement contractés que chez d'autres. Ceux, au contraire, qui avaient plus ou moins d'embonpoint et de force physique au moment de l'invasion des symptômes du choléra, étaient plus ou moins cyanosés ; ils sont quelquefois bleuâtres , ou couleur de

6

lie de vin rouge, *surtout les buveurs ;* les traits de la face sont décomposés, les globes des yeux sont très-enfoncés : ce sont ceux qui ont maigri en peu de temps. Alors le reste du corps est plus ou moins amaigri aussi ; quelques-uns le sont à un tel point, qu'ils ressemblent à ceux qui sont morts dans le marasme, à la suite d'une maladie chronique longue. La peau, dans ce cas, est ridée à la face, aux mains, etc., comme dans la vieillesse, quel que soit l'âge des individus.

*Intérieur : abdomen.* On aperçoit dans plusieurs cadavres, surtout chez ceux qui avaient de la force et quelque embonpoint, une injection considérable de couleur rosée ou brune dans les vaisseaux de l'estomac et des intestins (1). Si un des viscères de cette cavité était atteint de maladie chronique antérieure au choléra, on le trouvait brunâtre et quelquefois très-noir.

*M. G.*, *officier comptable*, qui se plaignait depuis long-temps d'une douleur fixe au foie qui le fatiguait souvent, ayant du reste une appréhension insurmontable du choléra, et en ayant été saisi le 15 octobre, il en mourut en douze ou quinze heures de temps, dans des douleurs horribles qu'il rapportait à la région du foie. Nous trouvâmes cet organe noir comme le charbon dans toute sa face postérieure, et surtout autour de la vésicule du fiel, ainsi que le duodénum et quelques petites portions voisines de l'estomac et des intestins. Le reste des intestins était blanc et du plus bel aspect normal, ainsi que tous les autres viscères.

*Intérieur des voies digestives.* Quelquefois on ne trouve

---

(1) Je dis dans plusieurs cadavres, car on ne rencontre pas toujours cette injection anormale : il y a des cas où il n'en existe point ; l'estomac et les intestins présentent au contraire une bonne couleur blanche normale.

rien dans l'estomac : cela dépend des vomissements rapprochés de la mort. D'autres fois, il y a un liquide laitigineux, ou de couleur de café au lait léger ou de purée de riz; mais ce liquide n'y est pas ordinairement en grande quantité. Dans les intestins, il est rare qu'on n'y trouve pas une bien plus grande quantité de ce liquide, tapissant toute la surface de la muqueuse. Ceux qui ont fait des recherches plus minutieuses disent avoir trouvé dans plusieurs cadavres les glandes mucipares un peu développées : ils ont voulu y trouver la cause du choléra. Pour moi, je n'y ajoute pas beaucoup d'importance, eu égard à tous les autres phénomènes extraordinaires que l'on observe : c'est tout au plus un effet peu important de la cause du choléra. Quand l'extérieur des intestins est injecté, on voit aussi les vaisseaux de l'intérieur du tube intestinal dans le même état. Cette injection ne se voit que dans les vaisseaux les plus apparents; souvent ils sont clair-semés. S'il y a quelque phlegmasie chronique dans un point quelconque, cette portion est plus ou moins brunâtre, et même souvent noire. Les autres viscères sont de même ; mais souvent aussi ils ne présentent aucun aspect anormal. La vessie est toujours vide, fortement recornie et appliquée contre la face postérieure des os pubis.

*Intérieur de la poitrine.* Les poumons sont fortement affaissés : ce qui, je crois, explique la gêne, l'oppression, et l'extrême besoin d'introduire de l'air dans ces organes, que les cholériques éprouvent. Cela fait présumer aussi qu'ils ont cessé en grande partie d'exercer leurs fonctions, si nécessaires à la vie. Le sang contenu dans ces organes, ainsi que dans le cœur, les *artères* et les veines, est très-noir et défluent. *La substance des os est injectée en rouge.* Lorsqu'il y a eu une forte réaction et assoupissement, on trouve les vaisseaux des méninges plus ou moins injectés.

En résumé, voici les véritables caractères cadavériques du choléra : 1.º souvent injection rosée ou brune des voies digestives ; 2.º liquide de couleur et de consistance de purée de riz ou de raclure de boyaux dans ce tube ; 3.º vacuité et raccornissement de la vessie ; 4.º injection rougeâtre de la substance des os ; 5.º sang des artères noir.

**PRÉCAUTIONS A PRENDRE AVANT, PENDANT ET APRÈS LE CHOLÉRA ÉPIDÉMIQUE.**

Quand on peut prévoir que le choléra se déclarera dans une contrée quelconque, il faut que les habitants se logent aussi sainement que possible ; qu'ils éloignent des environs de leurs habitations toutes les causes qui peuvent vicier l'air et leur occasionner des sensations désagréables, surtout celle de la crainte de contracter la maladie. A cet effet, on s'éloignera, s'il est possible, du lieu menacé ou déjà envahi ; on se garantira des intempéries de l'atmosphère, de l'humidité, surtout pendant l'absence du soleil ; on évitera les grandes fatigues en tous genres, les excès de toute nature ; on fera bien de s'abstenir *Veneris acti*, notamment aussi des boissons alcooliques et autres excitantes ; on choisira au contraire un régime de facile digestion, et il devra être modéré ; le riz bien cuit, les potages et autres aliments légers simplement et agréablement préparés, les œufs cuits à la coque, enfin tout ce qui est conseillé à l'article du régime : on évitera tout ce qui ne s'y trouve pas conseillé.

*Médicaments.* Dans tous les pays d'Europe où le choléra a paru, on a adopté divers médicaments comme préservatifs, tels que le camphre, le musc, la cannelle, et bien d'autres, qui, en fatiguant les voies digestives et le sens de l'odorat, amènent un trouble général et peuvent faire développer le choléra au lieu de l'éloigner ; éviter aussi toute fatigue, soit des voies digestives, par une trop grande quantité d'aliments ou de boissons.

Cependant les gens du monde, *et ils sont fort nombreux*, ne se contentent pas de si peu de chose. Il leur faut plus d'étalage et de luxe en préservatifs; on veut des combinaisons, ou plutôt des amalgames de médicaments, des *recettes mystérieuses*, pour lesquelles on a une grande prédilection. On est très-porté à écouter aussi plutôt les charlatans, qui profitent de la crédulité pour débiter de prétendus spécifiques; les gens officieux, qui ont une incessante manie de faire de la médecine, quelles qu'en puissent être les suites; on les écoutera, dis-je, plutôt que les médecins expérimentés et sages, parce qu'il faut du merveilleux.

Mais faut-il donc s'abstenir de toute précaution médicamenteuse? Nous sommes loin de le dire. Ceux qui le supporteront bien, sentiront souvent une fiole de chlorure de sodium ou de calcium, en jetteront de loin en loin dans l'intérieur des appartements qu'ils habitent; l'odeur de l'éther peut être aussi de quelque utilité, si elle ne répugne pas trop. Quelques plantes aromatiques seront également utiles, gardées dans les appartements; mais il ne faut pas surcharger l'air de leurs arômes, qui, en résumé, ne font que masquer les autres odeurs: ce serait donner dans un extrême nuisible. Mais pouvant penser, comme nous l'avons manifesté plus haut, que la cause du choléra est due à des colonnes de myriades d'insectes microscopiques suspendus dans l'air, que nous introduisons avec celui-ci dans nos poumons, nous croyons sans hésiter, jusqu'à une autre découverte, si nous sommes dans l'erreur, ce que nous ne croyons pas; nous croyons, disions-nous, que l'on pourrait employer avec plus de succès l'antidote des insectes, nous voulons parler du *soufre*. A cet effet, on dissoudrait une once de sulfure de potasse dans trois ou quatre litres d'eau bien chaude; on en placerait des vases de terre

vernissée, ou de faïence, ou de porcelaine, de distance en
distance dans les appartements ; on le remuerait de temps
en temps avec un bâton de bois ou avec du verre, afin
d'en faire dégager la vapeur. Le soufre, soit préparé de cette
manière, soit autrement, n'est point dangereux, et il tue
les insectes de toute espèce ; mais on n'en surchargera pas
l'atmosphère de manière à pouvoir être désagréable à plusieurs
personnes délicates. Les fumigations de *Guiton de Morveau*
tuent également les insectes, et détruisent les qualités délétères
suspendues dans l'air, et il faut *soi-même* ne pas les respirer,
parce qu'elles suffoqueraient. Quelle que soit la fumigation
dont on se servira, il faut retirer les métaux des appartements
où l'on pratique ces fumigations, car ils noirciraient.

Ceux qui seraient à proximité des sources *thermales*
d'eaux *sulfureuses*, feraient encore mieux d'y aller respirer
leurs vapeurs pendant que le choléra régnerait dans leurs
endroits (1).

_______________

(1) Le terrible choléra épidémique attaquant en général les *ivrognes*,
les *débauchés*, les *Lucullus* de notre temps, qui, s'efforçant, par *vanité*
ou par gourmandise, d'étaler sur leurs tables les productions des quatre
parties du monde, altèrent ainsi leur santé, comme s'ils avaient hâte d'abré-
ger leur vie, ce à quoi ils réussissent sans dessein ; ce fléau cholérique ne
devrait-il pas être pour eux une *leçon* qu'ils ne devraient jamais oublier,
dans l'intérêt de leur santé et de la morale, lorsque cependant ils ne
regardent pas cette dernière comme un meuble inutile.

*État des cholériques pendant les mois de septembre, octobre et novembre 1834; ou nombre des militaires qui entrèrent, sortirent guéris, ou moururent à l'hôpital d'Oran.*

| MOIS et DATES. | NOMBRE D'ENTRÉS. | NOMBRE de MORTS. | NOMBRE de GUÉRIS | MOIS et DATES. | NOMBRE D'ENTRÉS. | NOMBRE de MORTS. | NOMBRE de GUÉRIS. |
|---|---|---|---|---|---|---|---|
| Sept. 1834 | | | | Report. | 407 | 186 | 124 |
| 26 | 2 | » | » | Novembre. | | | |
| 28 | » | 2 | » | 1 | 3 | 2 | 4 |
| Octobre. | | | | 2 | 4 | 2 | 2 |
| 3 | 3 | » | » | 3 | 1 | 1 | 4 |
| 4 | 6 | » | » | 4 | 3 | 1 | » |
| 5 | 9 | 1 | » | 5 | 2 | 5 | 4 |
| 6 | 6 | 5 | » | 6 | 4 | 1 | 6 |
| 7 | 7 | 2 | » | 7 | 8 | 4 | 3 |
| 8 | 23 | 7 | » | 8 | 5 | » | 3 |
| 9 | 21 | 9 | 1 | 9 | » | » | 10 |
| 10 | 16 | 4 | 2 | 10 | 3 | » | 6 |
| 11 | 5 | 8 | 1 | 11 | » | 2 | 1 |
| 12 | 35 | 7 | » | 12 | 4 | 1 | 1 |
| 13 | 27 | 17 | 1 | 13 | 1 | 1 | » |
| 14 | 34 | 9 | 1 | 14 | » | » | 6 |
| 15 | 16 | 15 | 3 | 15 | » | » | » |
| 16 | 27 | 10 | 6 | 16 | » | 1 | 2 |
| 17 | 19 | 10 | 6 | 17 | » | 1 | 2 |
| 18 | 27 | 16 | 1 | 18 | » | » | » |
| 19 | 25 | 10 | 3 | 19 | » | 2 | 4 |
| 20 | 13 | 5 | 3 | 20 | » | 1 | » |
| 21 | 18 | 7 | 3 | 21 | 1 | 1 | 2 |
| 22 | 18 | 12 | 4 | 22 | 1 | » | 2 |
| 23 | 10 | 5 | 7 | 23 | 1 | » | 2 |
| 24 | 10 | 6 | 8 | 24 | » | » | 3 |
| 25 | 3 | 4 | 7 | 25 | » | » | 2 |
| 26 | 4 | 2 | 11 | 26 | » | » | » |
| 27 | 6 | 5 | 13 | 27 | 1 | 1 | 1 |
| 28 | 7 | 1 | 9 | 28 | » | » | 2 |
| 29 | 1 | 1 | 14 | 29 | » | » | » |
| 30 | 2 | 1 | 9 | 30 | » | » | » |
| 31 | 4 | 3 | 11 | | | | |
| À reporter. | 407 | 186 | 124 | Total. | 447 | 215 | 232 |

Au 3o novembre, époque où ce tableau fut terminé, il y avait encore *trente-deux* convalescents du choléra à l'hôpital ; étant entièrement guéris, je les ai portés au chiffre des guéris ci-dessus : ainsi, il y a eu dix-sept guérisons de plus que la moitié du total de ceux qui entrèrent. Les officiers, au nombre de 3o, dont la moitié guérit et l'autre moitié succomba, ne sont pas portés dans le tableau précédent, ni les cholériques de la recrudescence. (*Voyez plus bas le total général.*)

### RECRUDESCENCE DU CHOLÉRA ÉPIDÉMIQUE D'ORAN.

Le choléra cessa entièrement depuis le 28 novembre jusqu'au 4 janvier 1835. Durant cet espace de temps, la température fut un peu chaude pendant le jour et froide la nuit. Mais le 3 de ce dernier mois, l'horizon se couvrit vers le nord (sur la mer) d'un rideau encore éloigné de nuages grisâtres ; il s'avança bientôt vers Oran, pour couvrir la ville et tous les environs à une grande distance ; ils refroidirent et rendirent l'atmosphère humide. Le soleil dissipait en partie ces nuages pendant le jour, et réchauffait assez vivement l'air, pour se refroidir de nouveau dès la chute du jour. Les transitions du chaud au froid, et *vice versâ*, furent fréquentes ; le premier domina en général sur le second ; et ce fut sous cette influence de la température que la recrudescence du choléra épidémique se déclara. Le premier cas parut le 4 janvier, à quatre heures du matin, et il s'en déclara huit autres jusqu'à minuit.

Tous ces cas se montrèrent chez des hommes robustes, ainsi que chez tous ceux qui furent atteints jusqu'au 19 du même mois. Ces militaires étaient tous ou presque tous des *buveurs*, sans cependant perdre souvent la raison ; plusieurs appartenaient à l'artillerie. Ils étaient récemment venus à Oran, de France ou d'Alger : ce qui semblerait prouver que la cause du choléra existait encore à leur arrivée à Oran, bien qu'aucun cas ne se fût offert depuis le 28 novembre (six semaines avant), et que ces hommes n'étant pas accoutumés à son influence, comme ceux qui habitaient le pays, y contractèrent la maladie par ce seul motif. Chez tous, les symptômes furent d'une grande violence, à l'exception d'un seul. Le nombre total fut de 25 ; il en mourut 13, et 12 guérirent.

La saignée fut la base du traitement comme avant, secondée par les autres moyens déjà détaillés, les calmants diffusibles internes exceptés.

Chez presque tous ces 25 cholériques, il y eut une forte réaction, qui occasionna une gastro-entérite et une méningite considérable, après la dissipation presque totale des symptômes cholériques : langue très-rouge, gercée, aride, sèche, sans être roussâtre, ni brune, ni sensiblement raccornée, comme dans le typhus ; *cependant il peut y avoir des gastro - entérites typhoïdes, selon les localités*, etc. L'épigastre et l'abdomen indiquaient en général un sentiment de douleur plus ou moins prononcé, par la pression ; bientôt la tête se prenait, la face se colorait plus ou moins fortement ; il survenait de l'assoupissement et une douleur de toute la tête, et surtout au front. Les saignées larges du bras, les applications d'une plus ou moins grande quantité de sangsues à l'épigastre, sur l'abdomen, et sous les angles de la mâchoire inférieure, ou aux tempes ; les sinapismes aux pieds, aux jambes, et quelquefois aux cuisses, dissipèrent ces nouveaux symptômes intenses chez ceux qui guérirent ; mais tout fut impuissant chez les autres : il en mourut huit des symptômes seuls du choléra, et cinq de cette gastro-encéphalite.

Je n'essayai aucun nouveau moyen sur ces cholériques, si ce n'est deux, assez insignifiants : 1.° les orties étant alors belles, j'en faisais faire des frictions aux extrémités, et parfois sur toutes les parties du corps : tous les malades, même ceux qui étaient dans un assoupissement qui pouvait être qualifié de *coma*, et dont quelques-uns étaient irrévocablement condamnés à périr, donnèrent des signes de sensibilité plus ou moins vive ; mais ces frictions ne parurent amener aucun bon résultat ; 2.° un autre moyen, qui avait été conseillé, même regardé comme indispensable dans les premiers temps de l'apparition du choléra épidémique en Europe : je veux parler des briques et autres moyens propres à réchauffer les cholériques pendant leur algidité ; mais nous avons déjà dit que les cholériques les plus froids n'éprouvaient pas toujours la sensation du froid. Or, dans notre recrudescence, ne nous trouvant pas encombrés de malades, il était facile d'employer tous les moyens minutieux qui avaient été plus ou moins prônés. Je fis chauffer la salle des cholériques à un degré convenable, placer en outre des *braseros* allumés à portée de la salle, pour y faire chauffer de grosses briques et des pierres, et j'en fis entourer en quelque sorte les cholériques, chez qui l'algidité était bien prononcée. Ce moyen parut plutôt incommoder ces individus que leur procurer quelque soulagement : aussi j'y renonçai bientôt.

En résumé, on peut réformer une foule d'autres moyens, tant internes qu'externes, et surtout le punch et les formules compliquées. Les saignées générales et locales m'ont paru être préférables, et le plus prompt moyen de tous pour conduire les malades à la guérison, qui ne se fait pas attendre quand elle peut avoir lieu. Mais on ne doit pas se lasser de chercher d'autres moyens curatifs plus efficaces encore, et tâcher surtout de trouver celui qui neutralisera la cause du choléra, si, comme nous n'en doutons pas, elle se trouve répandue dans l'air. On ferait bien d'essayer

les fumigations sulfureuses : elles doivent réussir, si des in=
sectes sont la cause du choléra. Il faudra être attentif lors
de la chute des symptômes cholériques, car une réaction
plus ou moins forte est à craindre, c'est-à-dire, une
gastro-entérite, une gastro-céphalite, qui est quelquefois de
nature *typhoïde*, ou toute autre affection, comme la pneumonie, etc.

*Tableau des cholériques de la recrudescence.*

| MOIS et DATES. | NOMBRE de CHOLÉ- RIQUES. | MORTS. | SORTIS GUÉRIS. |
|---|---|---|---|
| Janv. 1835. | | | |
| 4 | 9 | 5 | » |
| 5 | 1 | 1 | » |
| 6 | 4 | 1 | » |
| 7 | 2 | 1 | » |
| 8 | 2 | 1 | » |
| 9 | 3 | 1 | » |
| 10 | » | 2 | » |
| 11 | » | » | » |
| 12 | » | » | » |
| 13 | 3 | 1 | » |
| 14 | » | » | » |
| 15 | » | » | » |
| 16 | » | » | 3 |
| 17 | 1 | » | » |
| 18 | » | » | 2 |
| 20 | » | » | 3 |
| 25 | » | » | 2 |
| 27 | » | » | 2 |
| Total.. | 25 | 13 | 12 |

*Reports du premier choléra;* savoir :

| | | | | | |
|---|---|---|---|---|---|
| Entrés........ | 447. | Morts.. | 215. | Guéris.. | 232. |
| Plus, officiers.. | 30. | Morts.. | 15. | Guéris.. | 15. |
| Recrudescence. | 25. | Morts.. | 13. | Guéris.. | 12. |
| Total général. | 502. | | 243. | | 259. |

Sur ces cholériques, M. *Broussais* (François), médecin ordinaire de notre hôpital d'Oran, en soigna environ 96, après son retour du fort *Mers-el-Kebir;* il eut d'heureux résultats, cela devait être ainsi : c'était vers la fin de l'épidémie. Nous avons dit et répété dans le cours de ce travail pourquoi on devait obtenir de plus grands succès vers la fin d'une épidémie que dans son principe. M. *Broussais* ( François) en a lui-même la preuve : il visita 112 cholériques à la succursale du fort précité; il en mourut sur ce nombre 58, et il en guérit 54. Si l'épidémie se fût prolongée plus long-temps dans ce fort, il aurait eu un meilleur résultat, parce que alors les hommes qui auraient été attaqués auraient offert de meilleures conditions pour la guérison.

FIN.

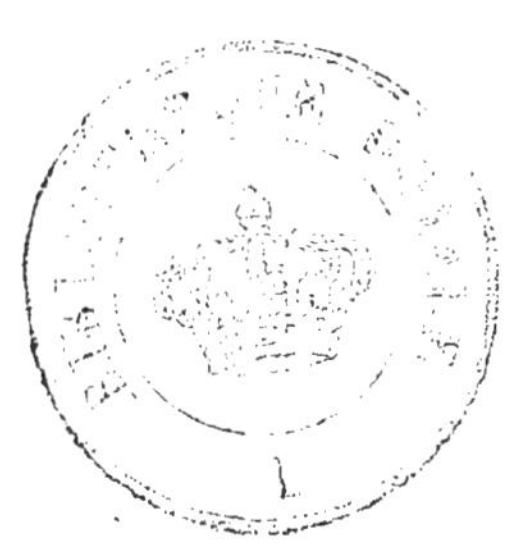

www.ingramcontent.com/pod-product-compliance
Ingram Content Group UK Ltd.
Pitfield, Milton Keynes, MK11 3LW, UK
UKHW020919120726
13693UKWH00003B/1079